在宅ケアのはぐくむ力

秋山 正子

医学書院

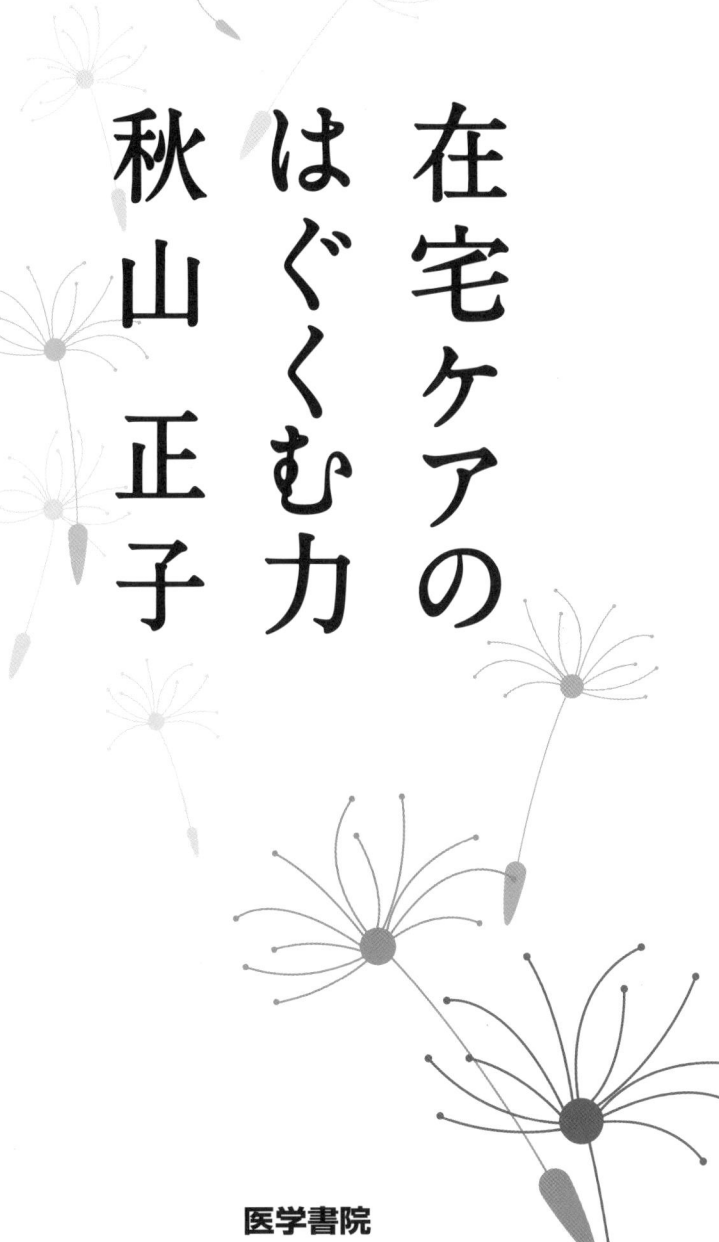

プロローグ――芽吹きだした〝はぐくむ力〟

初めての単著『在宅ケアの不思議な力』が世に出たのは二〇一〇年でした。この本は、私が在宅ケア、すなわち訪問看護の道に入ったきっかけから始まり、日頃の看護実践の中で感じている〝不思議〟としか言いようのない在宅ケアの魅力を、月刊誌『訪問看護と介護』のエッセイ連載に、広報誌『ケアワーク』（介護労働安定センター発行）の連載なども合わせて一冊の本にまとめたものです。

前後して、NHKのテレビ番組『プロフェッショナル　仕事の流儀』に、「訪問看護師・秋山正子」として取り上げられた（二〇一〇年三月一六日放送）ことと相まって、多くの方々に在宅ケアへの関心を持ってもらえるきっかけとなったのではないかとひそかに思っています。

『在宅ケアの不思議な力』を出してから、NHKの放送後の反響も併せて、私のもとにさまざまな感想を寄せていただけることになり、『訪問看護と介護』の連載も進んで、二冊目の『在宅ケアのつながる力』も二〇一一年に上梓できました。在宅ケアを続けていると、いつの間にか多くの方々とつながっていき、そのつながった先に新たな世界が開けていくことを実感します。

地域ケアを担う看護職としての訪問看護は、医療・介護・福祉に関わるケアの専門職のみならず、一般の方、もちろんご家族も含めて、たくさんの方々との顔が見える関係をつくることが大切です。

この〝つながる力〟の広がりの中で、例えば、いつの間にか飛んで行ったタンポポの種が芽を出し、花を開き、その大地に根を張るように、在宅ケアを担う仲間が育っていく姿を見ることができます。

かつて教育職であったことが影響しているのか、この仲間たちが育っていく姿を見ることは私の大きな喜びです。まるで、自分自身がそこで根を下ろしていくような気持ちがします。ここ数年で講演や研修の講師をさせていただく機会が増えました。看護・介護関係が多いですが、行く先々で、力をつけ、成長していくケアの専門職に出会えることで、私自身が育ててもらっているのだと実感します。

人はそれを在宅ケアの〝はぐくむ力〟と名づけました。

「教育」とは、〝教《おし》え育《はぐく》む〟と書きますが、共に自分育てもしながら、お互いを刺激し、励まし合って、育ち合うという意味の「共育」という言葉はないものだろうかと考えます。

在宅ケアは、相手の持つ力を最大限に引き出せるかというエンパワメントにかかる仕事。それは、まさに相手の力が育つのを支え、見守ることに通じます。

シリーズ第三冊目となるこの本を読んで、在宅ケアの〝はぐくむ力〟の持つ魅力に、まずは触れていただけたらと思います。

人の弱さを突いてばかりでは、萎縮するのみです。

はぐくむとは、伸びる芽を摘まず、見出して伸ばすということ。それが、意識されずに起こっていく中に潜む何かを、在宅ケアの具体例を通して追体験していただければと願っています。

在宅ケアは一人で訪問するので責任が重く、不安だという声をよく聞きます。しかし、実際に在宅ケアの仕事に就いてみると、一人で行くけれども一人ではない、ステーションのみんなに支えられているのだという感覚が得られます。それは、自分の置かれている位置を見直し、自分の中の未熟な部分に自分で気づき、自分で成長しようとする、自分育てをしていく過程でもあります。

人から指摘されてそうなるのではない、自分の中で起こる変化に、自分で気がついていく過程……。そこに在宅ケアの〝はぐくむ力〟が働いています。そして在宅ケアの本当の「教師」は、利用者さんその人やご家族であることに気がついたときに、自分がグンと大きく、より謙虚になっていることに気づくでしょう。

医学モデルから生活モデルへの変換は、たやすくできるものではありません。われわれ看護師が、これまでの病院中心の医療の中で育てられ、身についたことが、患者を管理（監督）することであったとすれば、それはこれからの「自分の健康を、自分で考えることができる人を育てる」という〝自律する患者像〟の育成からは程遠いアプローチ法です。

在宅医療では、医療と生活両方の質の向上が達成目標となります。したがって、人々の生活するための質の向上に、医療が少し寄与しながら、折り合った着地点を見出すことが要求されます。相手の考えによく耳を傾けることから始まるというアプローチです。「生活者＝自分の生活の主導権を自分で持っている人」として認識し、この自律する患者像に迫るケアが求められます。

病院中心で行われている医療からの脱却を図ろうと、今、この国のしくみが一斉に在宅医療に舵《かじ》を切りました。しかし一朝一夕にいかないことが多くあります。そんなとき、在宅への移行期の工夫も含めて、本書でケアの現場で起こっていることを知り、在宅ケアを考える一助にしていただけたらとも思います。

また、重度化した在宅医療は、病院化した医療の延長線上にあります。そうではなく、私たちはもっとナチュラルな過程を踏みながら、人々の老いや死を支えたいと願っています。でも、急には実現できません。

そのあいだにも、人々は情報の渦の中で溺れそうになり、不安を増し、だんだん自立して生活をしていくことに自信を失っていきます。その結果、すぐに病院医療に頼る。それしかないと思ってしまうし、そうならざるをえない地域医療の整備不足もあります。しかし、本当に必要なのは、そこに至る過程で少しの不安に対応し、再び自信を回復していける自分力を取り戻すことではないでしょうか？

これは、保健予防活動にもつながり、ひいては介護予防にもつながっていきます。現在、日本全国どこの地域でもその取り組みを始めようと検討・模索中ですね。

この本では、そのひとつのモデルとして、二〇一一年七月に開設した「暮らしの保健室」のできる過程と、現在に至るその活動を紹介しています。全国各地で、こういった取り組みが進むように願っています。

また、二〇一二年現在、オランダの医療・介護システム——ことに訪問看護師たちの新しい動きには注目すべき点が多々あり、本書ではこのBUURTZORG《ビュートゾルフ》のことも紹介しています。私たちが介護保険制度のスタートと共にたどった道を、同じようにたどりながら、オランダでは本来の患者・家族のニーズに応えるために、思い切った制度改革をしていました。それは、看護・介護を一体的に提供しつつ、自律性の高い看護を主体としたグループが独立できる体制です。これはあっという間にオランダ全土にそのムーブメントを広げていきました。私たちはここに多くを学びたいと思っています。

在宅ケアのはぐくむ力、確かにあると信じています。在宅ケアに関心を持っていても、不安から一歩を踏み出せないでいる方に本書を読んでいただけたなら、〝はじめの一歩〟が踏み出しやすくなるでしょう。

二〇一二年から大学病院を出て、フリーの〝退院調整の伝道師〟として新スタートされた宇都宮宏子さん、同じく二〇一二年から地域の中核病院を離れ、訪問看護空白地帯でステーションを旗揚げされた横山孝子さんそれぞれとの対話も、読者の皆さんそれぞれの〝はじめの一歩〟の励みになったら、とてもうれしいです。

健やかに暮らし続ける地域をつくり、最期の時まで住み慣れた地域で生ききるために、ケアの専門職のみならず、多くの皆さんと手をつなぎ、お互いを育て合っていきたい。私は心からそう願っています。

CONTENTS

第二章　「退院支援」で病院と在宅をつなぐ

第三章　ともに学び・はぐくみ合う

表紙・扉デザイン：川崎由美子
本文デザイン：菅谷貫太郎

第一章　「暮らしの保健室」という挑戦

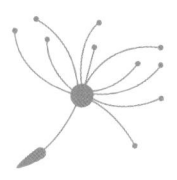

高齢化進む団地に「暮らしの保健室」をひらく

わが白十字訪問看護ステーションがある新宿区には、戦後間もなく建設された「戸山ハイツ」（都営住宅）というとても大きな団地があります。昭和四〇年代に建て替えられて総戸数は三〇〇〇。高層（エレベーターあり）から低層（階段のみ）まで三五棟、約七〇〇〇人が暮らしています。住民の高齢化が急速に進んでいて、今は、なんと四六％です。

その戸山ハイツの三三号棟一階は商店街になっていて、八百屋さん、肉屋さん、雑貨屋さん、クリーニング屋さんなどが並んでいます。中ほどの店舗はシャッターが下りたまま、ここ一〇年来営業していない本屋さんでした。

「空き店舗を、安く貸してもいいですよ」

この空き店舗のオーナーが、二〇一〇年一一月に新宿区主催で開いた市民公開シンポジウム「住み慣れたまちで最期まで暮らすために～在宅で療養するということ～」で秋山の発した「地域の中にがんの相談窓口をつくりたい」という願いを聞いていてくれて、その後「安く貸してもいいですよ」と声をかけてくださいました。

戸山ハイツは地下鉄の駅から歩いて四、五分の立地。近くには国立国際医療研究センター、東京女子医科大学病院、社会保険中央総合病院、東京厚生年金病院など、大きな病院があります。「ここに相談窓口をつくったら、団地に暮らす人たちはもちろんのこと、近隣の病院を受診する方々にもふらりと寄っていただけるのではないか」と、そのありがたい申し出をお受けすることにしました。

まずは改修が必要です。相談は無料にしたいので、運営費も必要です。費用をどうするか？　誰に何を相談するにも、活動したいことのイメージを正確に伝えなければなりません。文書を書き、イギリスのがん専門看護師マクミランナース〔マクミランキャンサーサポート（財団）に資金援助を受けて在宅ケアにあたっています。国営医療制度（ＮＨＳ）を補完する位置づけにあります〕の事務所の写真を添えて、あちこちにお願いしに歩きました。「団地の保健室」兼、私のかねてからの夢である「マギーズセンター（がん患者・家族・医療者に開放された相談センター。詳細は『在宅ケアの不思議な力』参照）日本版」を実現させるための活動開始です。

「がんになった友人に、なんと声をかけたらいいのでしょうか？」

二〇一〇年一二月には、読売新聞の「私のあんしん提言」欄に「在宅ケア、理解広げたい」という見出しで秋山のインタビュー記事が掲載されました。するとその日の午後、川崎市に住む女性（七五歳）から、「朝刊を読みました」と電話が入りました。沈んだ声で話された内容は、三〇年来親しく行き来してきた友人から「肺がんになってしまった」と告げられたが、どう接していいかわからずにいる。「自分が病気になったような、ドキドキした感じがして……」「むやみに励ますこともできないし……」と、思い悩んでいる様子です。

「肺がんと聞いて、あなた自身がびっくりされたのですね」と、私はその方の気持ちを受け止めました。それから、「お友達があなたにがんであることを話されたのは、あなたを信頼してのことではないでしょうか。検診で見つかって、医療的にフォローができているようなので、あなたができることは『お友達であり続けること』。普通に接して、普通の会話を今まで通り続けてあげられることではないですか？」

と、話を聞きながらお答えしました。
「自分にできることが見つかり、ほっとしました」と、明るい声が返ってきました。がんの患者だけでなく、取り巻く家族や友人、医療職や介護職も含めて多くの人たちの相談が受けられる日本版マギーズセンターの必要性を更に痛感した電話でした。

在宅医療連携拠点モデル事業で、運営費のめど

厚生労働省の新規事業「在宅医療連携拠点」モデル事業にも応募しました。提出する計画書には、こんなことを書いたのです。戸山ハイツを含む牛込地区の住民、ことに高齢者は、在宅医療やがん治療などに関する情報不足状態ですが、既存の機関では敷居が高すぎて利用しにくく、身近なところで「drop in」型の情報発信場所が必要であること。この地区は急性期医療が充実していることがむしろ災いして、在宅医療も視野に入れた最適な連携のあり方が見えづらく、在宅ケアが患者・家族に選択されにくくなっていること。だからこそ、こういう事態に取り組んでいくプロジェクトであることを強調しました。

応募したのは二〇一一年三月初めです。そのあとに東日本大震災が起こり、被災地

では多くの犠牲者が出て、復興への道すじはまだ見えていません。そんな中で、全国全国一〇か所のモデル事業の一つに採択され運営費にめどがたち、動き始めました。

心通うボランティアを募り、オープン

さて、費用にめどがついたら、次は人です。

「暮らしの保健室」には月～金曜日まで毎日、誰かにお店番のようにいてもらいたいのです。ボランティア活動がベースで、地域の方、ホスピスケアでのボランティア経験者など、このプロジェクトの趣旨をよくわかってくださる方に、週一回でも二回でも、月一回でも二回でも、参加してもらえればと思います。ここをふらりと訪れる方へのお茶の接待、電話番、医療専門職へのつなぎ、居心地の良い室内のしつらえなどのために。

ボランティアの気持ちを一つにし、スケジュール調整してもらえるまとめ役の方もお願いでき、ボランティアへの説明会も済みました。プログラムはこれからですが、二〇一一年七月一日、地域にひらかれた相談支援の場として機能し始めました。思いはマギーズジャパン準備室！　オープン後は秋山もかなりの時間、相談室に詰めるこ

とになりました。

二〇一一年夏の熱中症予防キャンペーン

二〇一〇年夏は猛暑でした。戸山ハイツでも何人もが救急車で病院に運ばれ、熱中症と診断されました。夏場の脱水から熱中症で意識障害・運動障害・高次脳機能障害といった症状が起こり入院となって、その期間が長引けばそれだけADLは低下し、元のような自宅での暮らしが難しくなります。たかが脱水とあなどれません。それぞれの家庭での意識が予防につながることは確か。二〇一一年は福島原発の事故により大幅な節電が要請されました。さてどうするか？

また、二〇一〇年に救急搬送を受け、対応した医療センターの医師やMSWの「予防したい！」との思いから一緒に熱中症予防を勧めているとき、株式会社大塚製薬工場から、キャンペーン協賛の申し入れがありました。それが七月初め二週間の「水プロジェクト」です。節電でエアコンの使用を控えるあまりに、暑い室内で具合を悪くすることがないよう、「暮らしの保健室」から発信していけたらと思いました。

外来以上、入院未満——自分の健康を主体的に守るには

こうした経緯で、新宿区の巨大な団地の一室で「暮らしの保健室」が始まりました。始めたからといって、すぐに相談者が来てくれるものでもなく、とにかく毎日、続けていくことが第一。いろいろな出来事をこなしながら、やっと生まれた赤ん坊を手塩にかけて育てるような気持ちで、はじめの一か月を過ごしました。

動きだした「暮らしの保健室」

「暮らしの保健室」の存在を知ってもらうためにチラシやポスターをつくり、団地のそこここに配ったり掲示したりしました。二〇一一年七月一日にオープンして、一二日には東京新聞朝刊に大きく紹介されました。すると「新聞で見たわよ」と何人もの方が訪ねて来られました。メディアの持つ力は大きいですね。

二〇一一年も、また六月のうちから急な猛暑で、熱中症による救急搬送が話題にな

りました。「暮らしの保健室」では，熱中症・脱水予防活動を，隣接する国立国際医療研究センターの医師とMSWからの提案に，株式会社大塚製薬工場の協賛も得られ，ある大学の栄養学講座とも一緒に行うことにしました。七月四日～一四日，午前・午後一日二回のミニ講座に延べ一一六人が来室されました。

個別相談は，スタートから二週間で二四件受け付けました。相談には保健師兼ケアマネジャー・看護師・薬剤師が応じています。

この二四件の相談には「どういう傾向があるか？」，連携がうまくいっていないケースがあるとしたら「何が問題なのか？」について，地元の地域包括支援センターの所長や相談員の看護師，保健師，ヘルパーステーションの責任者，在宅医師などと，話し合う機会も持ちました。そこでわかってきたのは，「外来以上，在宅未満」の状態の介護予防のレベルの方が多いということでした。

地域包括支援センターは，常に三〇〇～四〇〇件の相談を受けている状況で，「こなす」のが精いっぱい。十分に検討する時間が取れず，後手に回ることも多いのです。ならば互いの利点を生かし，じっくり話を聞いてほしい人は，こちらに回してもらえたら対応できそうです。また「暮らしの保健室」の相談事例の中にも，地域包括支援センターの関わりが必要な内容があります。重なる部分があることと上手な連携が必要ということが、予想はしていたけれど新たに確認できました。

糖尿病の管理、今は自分でできるが、これからが心配

純粋な療養相談だけでなく、一人暮らしで基礎疾患を持ち、「今はセルフメディケーション（自己健康管理）ができているが、七五歳を超えてこれからが心配だ」といった、将来に関する心配・不安が多く寄せられました。その基礎疾患としては、糖尿病の方が想像以上に多いのです。

独居・認知症、そこに糖尿病のコントロールが悪く、問題行動が多発しだした状態で、医療と介護の問題があるというパターン。さらに、病院・クリニック側と介護側の認識やお互いへの情報不足で連携しにくいケースなど。本人の意思確認がしっかりできていない状況ばかりであることも明らかになりました。

こういった事例は、これまでも訪問看護ステーションの利用者さんとして、たくさん経験してきました。改めて、地域住民の身近な所で耳を傾けてみると、国民病と化している糖尿病に対する保健指導が、「怖いことが起こるから予防しよう」という方

向での内容が多く、その結果、がんばって生活を続けてきた後期高齢者たちは、その染みついた「恐れ」を不安として持ち、一人暮らしの自信をなくしているということでした。

つながりで安心、保健指導で自信

この方々が、これから地域で安心して生きていくために必要なのは、「安心を与えられるつながり」であり、自分の「今」を認めてくれる聞き役なのです。カンファレンスに参加している医師は、相談内容のまとめを聞き、「その人たちをまとめて強化療法のように保健指導をしたらいい」という意見でしたが、それでは効果がないと思います。個別の人生の物語に耳を傾け、今まで病気を持ちながら生きてこられたことを賞賛し、これから、何があれば安心して暮らせるかを共に考えていくことではないのだろうかと思うのです。

ある意味、ここができていない、これが足りないという引き算の保健指導では、もう効果はない。今できていることを認め、自信を取り戻し自分のこれからをきちんと設計していけるように支える、それこそが求められている保健指導なのだと思いました。マギーズ・キャンサー・ケアリング・センターのがん患者と家族のためのプログラムも、まさに、その人がこれから過ごしていくための自己決定を支援することにほかなりません。

たった半月の相談支援で見えてきたことは、がん患者のみではなく、「自律してものを考えられる人を、どう支えていくか」に尽きるように思いました。今までの人生経験をよく聞き取り、少しの情報を足すことで、自分で決めていくことのできる一人暮らしの高齢者たちや、病気と共に生きる人々を知るにつけ、まだまだ人間の持つ力を引き出し切れていない自分に気づかされます。

病院よりも患者中心が在宅だなどと言いながら、やっぱり医療者主導の目線でいたことに、またまた気づかされました。日々勉強です。

「暮らしの保健室」は、七月一七日には朝日新聞の東京版で紹介されました。少しずつ市民権を得ているといった感じです。毎日新聞は一九日の夕刊、それもワールドカップで優勝した「なでしこジャパン」の対向紙面に掲載されました。なでしこのすごいパワーにあやかって保健室も！と、心に期するものがありました。

東日本大震災被災地での支援会議

二〇一一年四月二日、日本赤十字秋田看護大学で教育（地域・在宅看護学）に携わる中村順子さん（元・訪問看護師）が岩手県陸前高田市に支援に入ると聞き、私は最終便で空路秋田に飛びました。

秋田で中村さんと落ち合い、翌早朝に佐々木亮平さん（元・陸前高田市の保健師、現・同大助教）と共に大学の車に同乗させてもらい陸前高田市に入り、今後の方向を決める支援会議を傍聴させてほしいとお願いしたのです。交通網が寸断されていますから、このようなかたちでないと現地入りは難しい。その夜には秋田に戻り、翌朝一番の飛行機で東京に戻るというスケジュールでした。

支援会議には現地の訪問看護師も出席するというので、私は在宅ですぐ役立つであろうゴム手袋やアルコール綿、軟膏類、トロミ剤など、さらにシャワーボトル用に、穴を開けたペットボトルのキャップも一〇個ほど持参しました。

大震災と大津波の被災地に入って

その光景はテレビの画面で見ていたはずなのに、現地に行き目の当たりにすると、言葉を失いました。

秋田から車で三時間、陸前高田市の避難所兼救護本部兼保健所の仮事務所になっている市立高田第一中学校は、かなりの高台にあります。まだ水道は出ませんが、電気は通っていました。一週間前（被災して約二週間後）に、初めてここを訪れた中村さんと佐々木さんが「全体状況を把握した上での対応が必要」と地域支援会議を提案し、今回は二回目です。秋山は傍聴でひっそり参加してきました。

会議での議論は一週間前の混乱から次のステップに進み、向かう車中で中村さんとブレーンストーミングをして考えていたことは、もう提案の価値が低くなっていました。

地域全体を視野に入れたコンサルテーション

しかし支援会議そのものを組み立てていくには支援が必要だと思いました。従前の地域組織の「集まり」＝グループからチームリーダーを出してまとめていく方策になるので、本気でこの機会に「地域包括ケア」を実現するために、保健・医療・福祉を縦割りでなく再編成することが必要になります。ですが、それを進める健康推進課の保健師も、支援に来てくれている近隣の保健所の保健師も、自らが被災者であり、これ以上のことはできない状態です。そこで健康推進課長のKさんがかなりがんばって皆を引っ張っているのですが、相談する先がなく、そのコンサルテーションの役目を日赤秋田看護大から入っている中村さんが担っているように感じました。

二か所の訪問看護ステーションは事務所が全壊し、訪問看護師たちも被災しています。「行方のわからない家族をずっと探していたが、見つからないので四月一日から仕事に復帰しています」と言う方には、悲しみも何も封じながら仕事に戻るのは大変と思いつつ、仕事をしながら紛れることもあろうかと、ひたすら握手して別れました。

激甚災害の心すり減る現実

車を走らせていると、積み上がったままの瓦礫《がれき》の山、粉塵《ふんじん》の舞う被災した町並が続きます。この日、九～一五時までたった六時間ばかりの滞在で何をか言わんやですが、無力感と、いても立ってもいられない気持ちと、そして親しい人が戻ってこない深い悲しみ……。この現実に心がすり減ってしまうのではないでしょうか。

支援会議に集った人たちの話を聞いて、山積みされている問題や糸口が見えだした問題、これから起こってくる新しい問題を垣間見ることができました。

市役所が全滅状態で、住民基本台帳もパソコンもない。三月分の給付管理ができない。地域包括支援センターの職員は頭を抱えつつ、でも「自分ががんばらないと」と踏ん張っていました。ここに口頭で、またメモ書きしたものを、隣で次々入力してくれる人がいたらどんなにか助かるだろう。働き手を間接的に支援するかたちです。ボランティアの受け入れもマッチングが難しく、コーディネーター役は外からの人がよいが、その人が泊まって活動できる場の確保をどうするか……。

被災後日数がたつにつれ必要とされるのは、救急医療ではなく慢性期の医療です。でも、避難所の救護所は坂の上です。「薬を取りに来るように」と言われても、津波で車を流されていては、高齢で心疾患のある方などは取りに行くことができません。水が出ないので衛生状態は悪化しています。粉塵《ふんじん》を吸った人たちの咳《せき》が長引き、気管支炎の症状が出ています。

在宅医療が力を発揮し、訪問看護や、訪問介護や、訪問入浴が機能し始めたら、病状悪化も防げるでしょう。でも事業所ごと流されて、働き手も被災し、車もガソリンスタンドも流されてしまい、ガソリンは隣町まで入れに行かなくてはならないのです。

そしてこれからも息の長い支援が必要

長期戦です。息の長い支援をしていくには、どんな方法がよいのでしょうか。現地のブレーンがくたびれすぎないようなサポート役、疲れてぎすぎすしてくるのを和ませながら、チームをまとめていく人が必要です。そのためには、行政のボランティア、医療者のボランティア〔隣町の藤沢町（現・一関市）からは、医療事務担当と保健師がペアで来ていました〕、介護職のボランティアが継続的に要ります。

保健師がローラー作戦で、全戸調査に入る予定になっていましたが、その情報をみんなで共有し活用することができれば、また一歩前へ進むのではないでしょうか。

また、全壊した県立高田病院をバックアップする医療のリーダーを盛岡チームが応援していました。福井県勝山市チームは認知症の人のための宅老所を開こうと取り組んでいました。障害者の支援では、やはり福井のチームが、「作業所を何とか早く再開して、障害者の居場所をつくってやりたい」と活動していました。

被災後の混沌とした中、第一回の支援会議を開いたのは、復興支援に先鞭《せんべん》をつけ画期的でした。組織のトップの考え方が何につけても影響します。柔軟で、かつ英断に近い早い決断が必要ですね。大災害からの復興・地域再生に向けた「地域包括ケア」の実現のため、組織を超えた新しいネットワークづくりができるよう期待しています。

四月一五日には、この陸前高田を外からのネットワークで支える「Aid TAKATA陸前高田市支援連絡協議会」(http://aidtakata.org/) が立ち上がり、第一回フォーラムが豊島区池袋で開催されました。私は前日の新聞で知り参加しました。たとえ現地に行くことができなくても、息の長い支援につながれるように、今できることからと考えています。

被災地で殻を閉ざして耐えている患者さん

そして七月に思った、東日本大震災の被災地のこと。

すでに戸別訪問してきた保健師から「避難所で〝がん患者である〟ということさえためらっていた、がんの患者さんに出会った」という話を聞き、心が痛みました。治療はもとより、症状緩和に必要な薬のことも言い出せない状況が、容易に想像できます。東北人である私は、自分のことはなかなか言えないという気質もわかるので、二重にも三重にも殻を閉ざさないと生きていけない状況は、どんなに大変なことか。

緩和医療こそ、専門分化した現代医療に相対する総合診療でなければと思います。けれど、実態は違うということを痛いほど感じます。いったい誰のための緩和医療でしょう？　被災地で、がんの緩和医療を希望するという話題が出なかったから、問題はなかった……のではないのです。被災地で、病気のことを言えずに殻に閉じこもって耐えている人がたくさんいたに違いないと思うのです。現場にじっくりと入る中で、ようやく見えてくるものではないでしょうか。

一方で、黙ってじっと耐えるだけの受け身の人間をつくってきた日本の教育を変えていかないと、主体的に健康や老い、そして死を考える人は育たない。改めて、デンマークの「考えさせる教育」のことを思い出しもしました。

カエルが運んだ「つながる力」

都営住宅「戸山ハイツ」の商店街の真ん中に、私たちが開いている「暮らしの保健室」はあります。玄関を入るとすぐ、柱をいかした展示コーナーが目に入り、「聞き書き」の本や、ボランティアの方たちの手づくり作品が並んでいます。

かわいいだけじゃない
使えるカエル、全国へ

とりわけ目につくのが、その合間に顔を出しているカエルたちです。実際に手に取ってみると、気持ちよく握れる大きさで、中にはビーズが詰まっており、ほどよい重みがあります。片麻痺《かたまひ》などの障害がある方が、手の拘縮予防のために握りやすいよう工夫されているのです。中に詰められているビーズごと洗濯もできます。カエルは、かわいい飾りとしてだけではなく、ケアのための実用的な役割も果たしているのです。そもそもカエルに「家にカエル」「お金がカエル」など、ゲンかつぎの意味もありますね。

このカエル、Aさん（白十字訪問看護ステーションの利用者さんの奥様）が見本を一つつくって持ってこられたのがきっかけで、「暮らしの保健室ボランティアサロン」の講習会でつくることになりました。Aさんは、がんを患ったご主人を看取ったあとヘルパーの仕事を始め、仕事を続けながらボランティアとして暮らしの保健室に参加をしてくださっています。

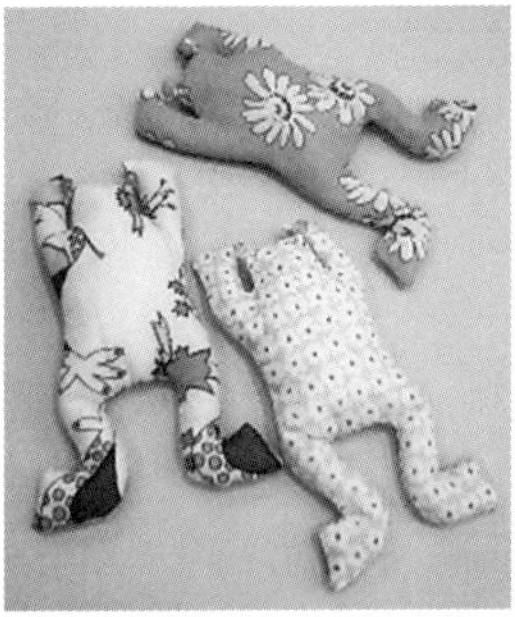

何度かの講習会のあと、いろいろな模様のカエルが大小たくさん誕生しました。私が全国各地の講演会へ呼ばれるときなどにお土産として持参すると、とても喜ばれ、こうしてカエルたちは全国各地に散っていきました。

金沢では大学生の聞き書きボランティアサークル「星ことば」のグループが、手づくり作品としてワークショップの材料にしたりと、新たな活動にもつながっています。

被災地で「希望につながる連鎖」に

先日、暮らしの保健室に取材にみえた方が、このカエルを手にとって「これはいいですね」と盛んに言われるので、一つプレゼント。この方は、パルシステム生活協同組合連合会の活動誌『のんびる』の記者で、全国ネットワークをお持ちです。そのカエル、今度は同連合会の地域活動支援室を通して、東日本大震災被災地支援の中で力を発揮し始めました。被災地の仮設住宅に集まった『のんびる』の読者を中心とした手づくり教室の集まりでつくってみたそうです。そして、そこでつくられたカエルたちは、「被災地からの手づくり品」として被災地支援のお店に並び、売れ行きも上々だということです。

被災地支援は、単純に何か物資を運ぶというだけではいけないと思っています。被災し仕事も失った方たちは、何か活動をしたいと思ってもそう簡単にはいきません。そんな中で、全国の『のんびる』読者から届いた端布《はぎれ》やお裁縫道具を使って、被災した人たち自らの手づくり作品が生まれてきました（その作品の一つがカエルです）。そしてその作品は、その後の自立への道につながる……。支援されながらも、支援されるのみではないその活動は、「希望につながっていく連鎖を生み出す」ことだったたのです。

カエルを初めにつくってくれたAさんが、ちょうど暮らしの保健室に寄られたときに東北でのこの話をしたら、わがことのように喜んでくれました。

うれしいことはこうやって皆と共有すれば、そこにつながった人々はうれしさが倍になる！　そんな思いを、カエルの旅路を通して感じています。

世話された側が、世話する側に回って

「プラチナ社会」という言葉をご存知でしょうか。人は世話をされるのみではない。お互いを支え合って、さらに生活の質を上げられる社会に――。これが、ゴールドの上を行く「プラチナ社会研究会」の趣旨（元・東大総長の小宮山宏さんが提唱）だそうです。

新宿区長の中山弘子さんが、暮らしの保健室を訪問された折に、ボランティアの多くがかつては訪問看護を受ける立場のご家族だったことに感動され、「あるときは支えてもらっていた人たちが、ここにこうやって集い、今度は支える立場になっている のは、まさに『プラチナ社会』の実現の一環、新宿区内の取り組みとして紹介してい

きたい」とおっしゃっていました。

暮らしの保健室の活動は、最初にめざした「相談支援の場所」という機能だけではなく、「相談者を支える」ところから「ここに集まる人々が支え合い、自立していく力を育む交流の場」としても発展しています。

「健康寿命を伸ばそう」というねらいを、国は改めて打ち出していますが、具体的に何をすべきかはそう簡単にはわかりません。身体的な健康はもちろんですが、さらに「社会参加をしながら役割を見つけて、生き生きと暮らし続けられる支援を実現すること」もまた健康寿命を伸ばすことにほかならないと思います。暮らしの保健室に集い、交流の輪が生まれていく様子から、そう感じているところです。

カエルをご希望の方は、暮らしの保健室（hokenshitu@kjc.biglobe.ne.jp）にご連絡くだされぱカエルを派遣いたします。カエルのつながる力がどこまで広がるか楽しみです。

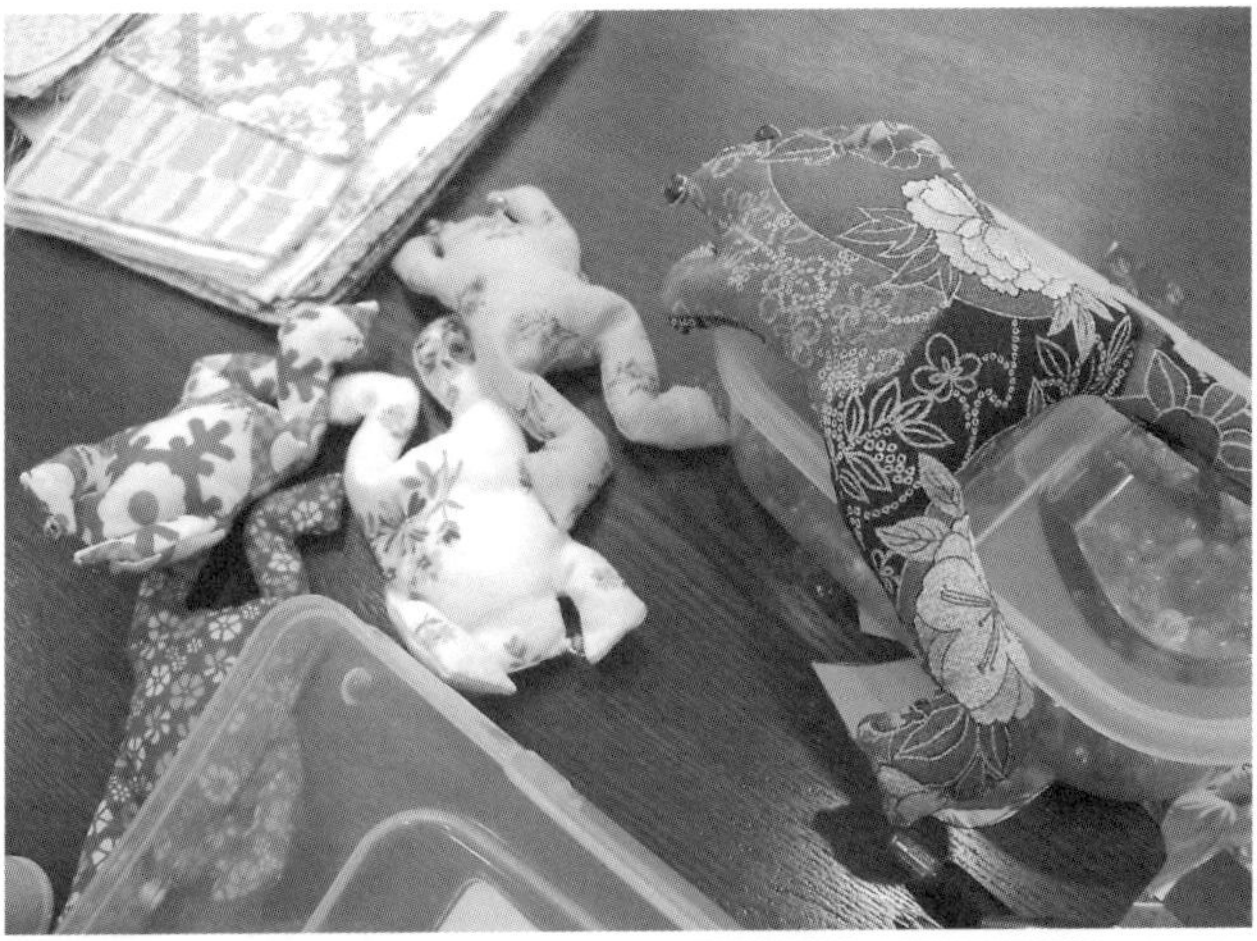

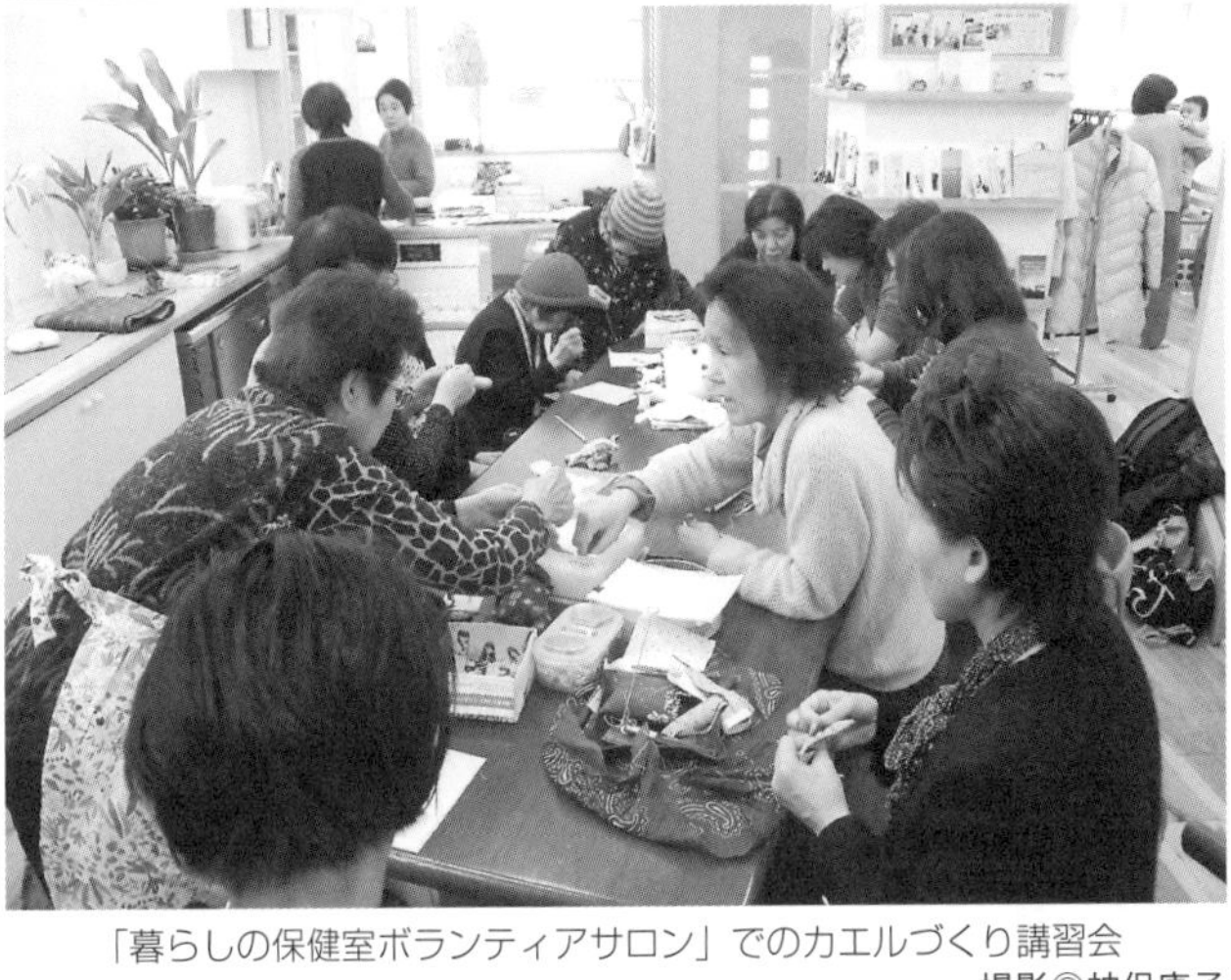

「暮らしの保健室ボランティアサロン」でのカエルづくり講習会
撮影◎神保康子

脱水は「胃ろうへのベルトコンベア」の引き金に!!

二〇一一年は、東日本大震災や福島第一原発の事故などによる電力不足から、関東の一部地域では計画停電が実行されました。夏には冷房による電力消費を控えるために、事業所はもちろんのこと、各家庭においても冷房をがまんしたため、暑い夏となりました。

冷房をがまんしすぎの熱中症に注意——緊急入院のトップは七五歳以上の脱水

記録的な猛暑となった二〇一〇年に、熱中症で多くの高齢者が病院に運び込まれた事態から、二〇一一年は公共広告機構を駆使して高齢者の熱中症を予防するための呼びかけがなされました。しかし、それでも五月の連休あたりから熱中症で救急搬送される人が出始め、七~八月をピークに、暑さが和らぐ一〇月まで続いたという統計結

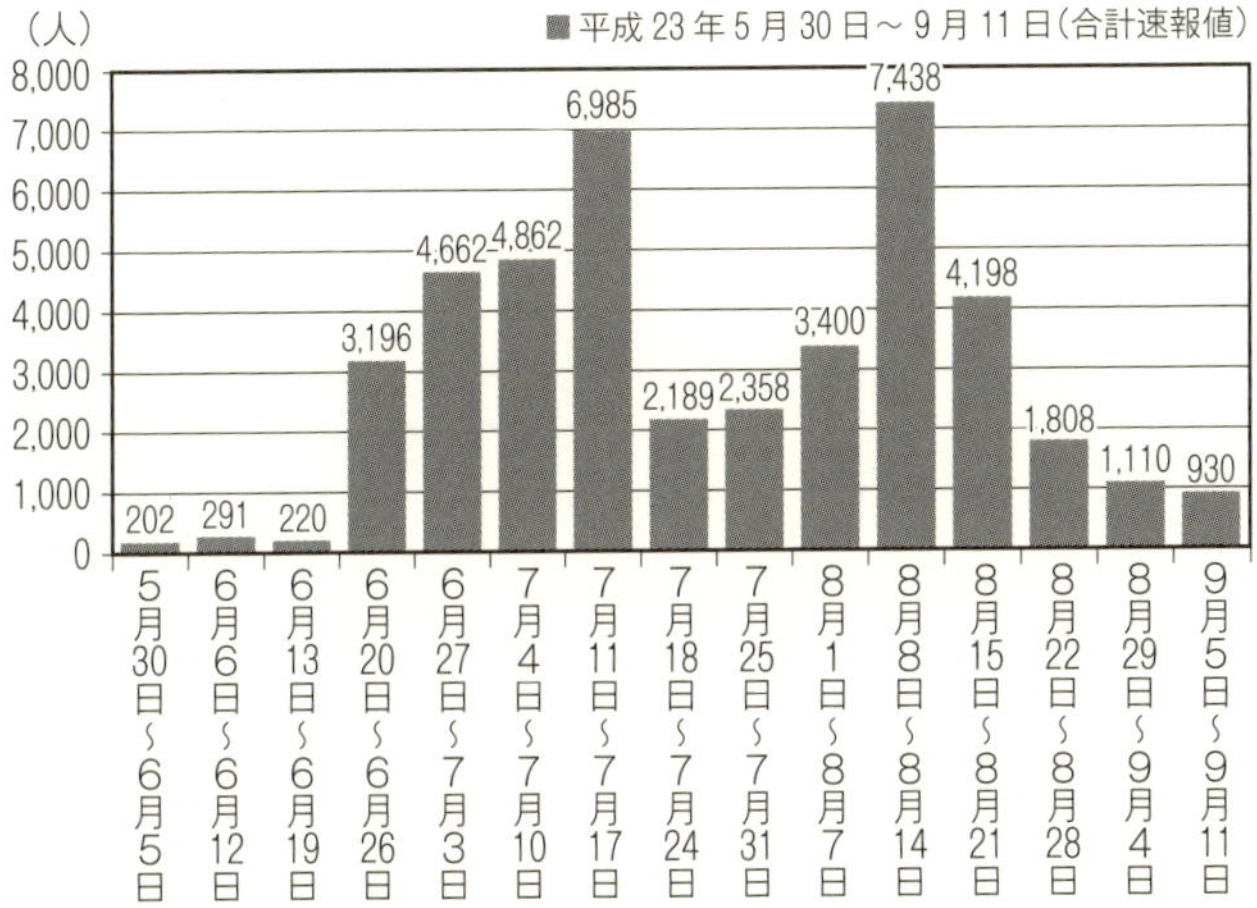

平成23年熱中症による救急搬送（週別推移）
参照：総務省消防庁ホームページ「熱中症情報」
http://www.fdma.go.jp/neuter/topics/fieldList9_2.html

果が報告されています。

新宿区では「緊急一時入院病床確保事業」があり、かかりつけ医からの要請で後方支援病床として機能する三病院に「緊急に一時入院できる病床」が一ベッドずつ、計三ベッド確保されています。この事業で見ると、緊急入院に至る要因のトップは「脱水」で、利用者の多くが七五歳以上（後期高齢者）であることが特徴的でした。

訪問看護では、高齢者に限らず、障害を持った方や小児でも、ちょっとしたことで水分不足に陥り、脱水を引き起こす一歩手前の事態によく遭遇します。閉め切った部屋にいても暑さを感じず、汗もかいていない。皮膚が乾いていて、喉もからからなのに、口渇感がない。本人からの訴えがないために、あっという間に脱水から熱中症を引き起こし、救急搬送となってしまいます。

訪問看護は、そこを支援していきたいのです。ちょっと具合が悪い状況を、早めに見つけて手当てができる。医療の知識もある訪問看護が関わることで、脱水の一歩手前での〝水際作戦〟がうまくいきます。そして、穏やかな老化の過程に沿った療養を支援できます。結果として重装備にならずに、人生を終えられる……。このことを、講演のたびに強調しています。

熱中症対策は、脱水予防からです。もともと嚥下《えんげ》反射が落ちてきている高齢者が、水が飲みにくくなってきたときには、ゼリータイプの経口補水液（ＯＲＴ）をまず使ってみるのも一案です。重度化を防ぐ予防の関わりを、在宅ケアだからこそ発揮したいと思います。

吸引・胃ろうの重介護状態をつくり出さないために

二〇一二年四月から、介護職などに吸引・胃ろうの技術を教育し、実際の現場で行えるようにすることが決まりました。この技術教育の実習研修には訪問看護ステーションも関わります（『訪問看護と介護』二〇一二年八・九月号に特集記事）。

四月から連携加算がつくものの、研修の実際はなかなかに煩雑ですし、実習の対象となる利用者さんの負担も問題となっています。心を痛めながらもやらざるをえない状況に直面しているというのが、偽らざる心境です。

介護福祉士を養成する大学の教員が、「これからは基礎教育課程に胃ろう処置や経管栄養の実習を、吸引の実習も含んで組み込まなければいけないが、果たして実習ができるかどうか。本当にこれでいいのだろうかと思う」と不安をもらしていました。

胃ろうを造れば、吸引の回数が増え、医療処置が増え……という悪循環で、重介護状態にならざるをえなくなります。これは、ご本人やご家族につらい状態であるだけでなく、介護現場に影響しないわけがありません。「急性期病院が胃ろうを造ることで、重介護状態をつくり出している」というのはこのことです。

救急車で病院に運ばれた高齢者の行く末が「胃ろうへのベルトコンベアに乗ること」であれば、救急搬送のきっかけとなる脱水を起こす状況をみすみす見過ごすことなく、何としても回避することで、その悪循環を断ち切ることができると思うのです。

私たち訪問看護師が利用者を安易に急性期病院に送り出していないでしょうか？　また、何でもかんでも「救急車で病院へ行くことで解決できる」と思う市民意識も変えていきたい。私は病院へ送らないで過ごせる地域をつくろうと本気で考えています。

口から食べることに、もっとこだわってみよう

予防の視点から、「なぜ胃ろうの人が増えているのか？」という実態への問いかけをしないままに、「結果として現場が困るので、胃ろうケアができる人を増やそう」となり、介護職も吸引できるようにという決定をあと追いで引き受けた研修に追われている——。この連鎖に疑問を感じませんか？

脱水気味になり脳梗塞を起こした、軽い脳虚血が原因で転倒したなどのよくあるケースで救急搬送され治療が終わったあと、その人はどうなっていくのか？　そこで待っているものは何なのか？　その事実を知っている在宅ケアの実践者は、本来の仕事は何かを考え、急性期病院にも警告を発し、行動に移さなくてはならないでしょう。

急性期病院が重介護状態をつくり出している、その原因の一端は？　在宅ケア側も、安易に救急車に乗せてはいないか？　病院に送ったあと、きちんとフォローし

て、早く住み慣れた家に帰って来られるようなアプローチをしているか？　急性期病院ばかりを責めず、お互いにこの状態でよいのかという検討が始まってもよいのではないでしょうか。

超高齢社会に対する質を考えない単なる救命救急や胃ろう造設に関しても、病院の中では食事介助よりも胃ろうのほうが複数人を一斉に看ることができるので簡単で手間がかからないと考えてしまう傾向はないでしょうか？　医療の現場にいる看護師も、「口から食べることに、もっとこだわってみよう」と、もう一度主張してもいいのです。

胃ろうのきっかけとなるのは嚥下《えんげ》反射の低下、嚥下反射が落ちるきっかけも脱水、そして脱水になるとますます嚥下反射が落ちる。この悪循環を、何とか予防の視点で断ち切りたい。そんな思いで初夏へ向かう在宅の現場です。

「暮らしの保健室」で地域住民向けミニ講座開催

二〇一一年七月一日、東京都新宿区の戸山ハイツ内に「暮らしの保健室」がオープンしました。約三〇〇〇戸、住民七〇〇〇人（高齢化率四六％）という巨大団地の中にあるこの〝保健室〟の運営の中心になっているのは、白十字訪問看護ステーション（秋山正子統括所長）。厚生労働省の二〇一一年度新規事業「在宅医療連携拠点」のモデル事業の一つとして採択され、その助成で運営することから、無料の相談事業を実現しています。

日本版「マギーズ・キャンサー・ケアリング・センター」をめざして

病院に通院・入院する療養者・患者にとって、なかなか医療や介護についてじっくり相談する機会はありません。医療・介護の悩みを抱えているのに相談できずに困っている人に気軽に立ち寄ってほしいと設計されたこの保健室には、ほのかな木の香りが漂っています。オープンキッチンもあり、温かみのある開放的な雰囲気である一方、陽が差し込む個別の相談スペースはプライベートな空間にもなります。

団地の商店街の一画で、住民が立ち寄りやすい場所にあります。

特徴は、看護職がいる時間帯が毎日あること。週一回は薬剤師も詰めています。単に話を聴くだけでなく、専門職としての立場で相談にのることができるのです。イギリスの地域がん相談支援センター「マギーズ・キャンサー・ケアリング・センター」がモデルになっています。スタートから二週間で二四件の相談を受け付けました。

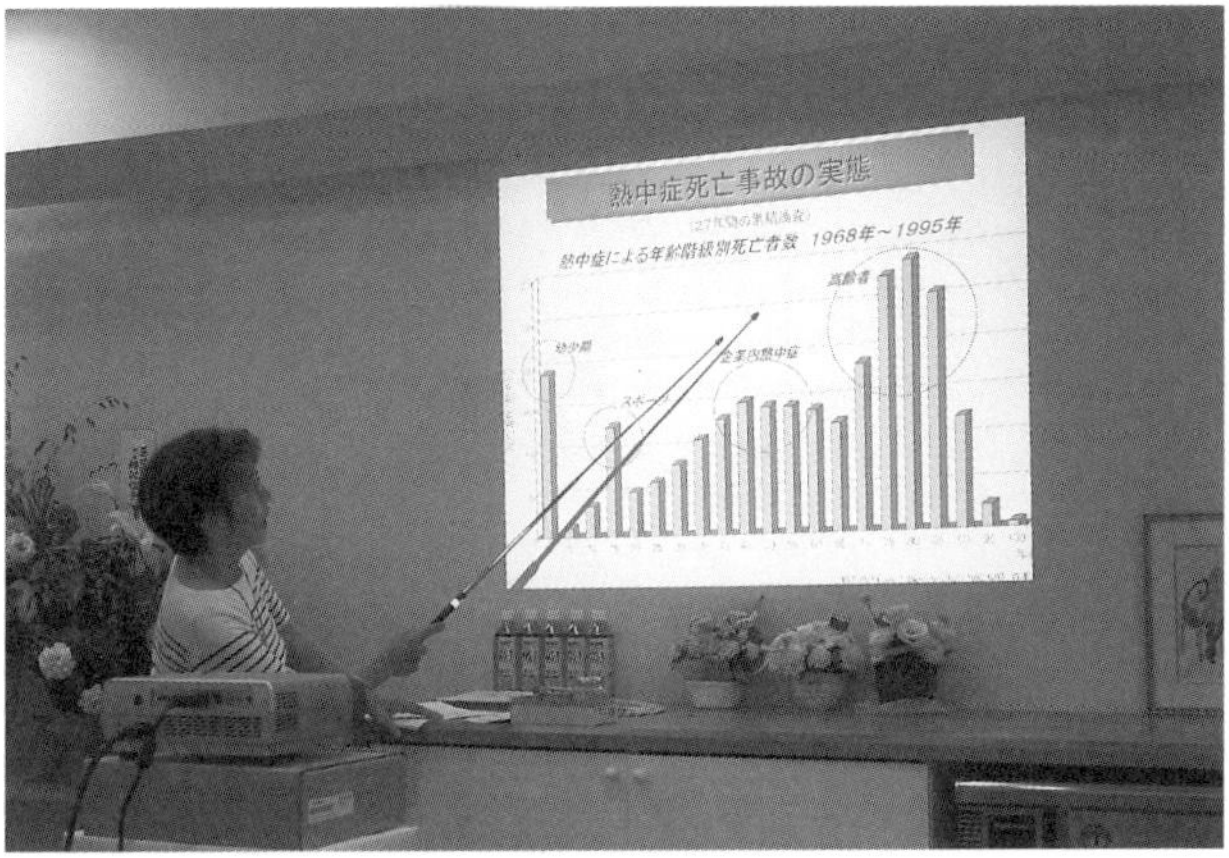

「熱中症・脱水予防講座」は秋山正子さん自ら解説

撮影◎杉本佳子

二〇一一年の熱中症は前年の三倍

七月四〜一四日には、地域住民のための「熱中症・脱水予防講座」が午前・午後の毎日二回開かれ、一一日間で延べ一一六人が訪れました。六月からの猛暑と節電の傾向もあってか、六月に熱中症で搬送された数は二〇一〇年の約三倍と、今後の増加も懸念される中、戸山ハイツからも救急車で搬送される人が出ています。

敷居を外し広くスペースをとった空間で、和紙の白壁にスライドを上映してのミニ講座の内容は、熱中症・脱水予防の基本に関するわかりやすいものでした。高齢の場合、喉の渇きを認識する感受性が低下している上、体温調節機能の低下が見られるため、熱中症のリスクが高くあります。エアコンの使用を控える傾向もあり、さらに「高血圧」や「糖尿病」、認知症などの「精神疾患」で、そのリスクはより高まります。

水だけでなく、適度な塩分と砂糖を一緒に

では、熱中症を予防するにはどうすればいい

のか？　その答えには、
- 食事をきちんととること
- 小まめに水分をとること（睡眠・入浴前後、運動前中後、飲酒後は必ず！）
- 脱水状態のときは、水分と一緒に必ず塩分と糖分をとること（ただし、心疾患・腎臓病などで飲水制限を受けている場合は塩分の量に注意）

などが挙げられます。

ポイントは三つ目で、ミネラルウオーターやお茶では塩分・糖分が不足し、一方、清涼飲料水等は糖分が多すぎ塩分は足りません。本講座では、そのバランスのとれた経口補水液OS-1（オーエスワン、株式会社大塚製薬工場）が試供されるとともに、「自家製経口補水液」のつくり方も解説されました。

この補水液は、いよいよ熱中症が疑われるときにも有効です。「大量の発汗」「目まい・立ちくらみ」「筋肉痛・筋肉の硬直」などの症状（I度の症状）が表われたら、速やかに冷所に避難し身体を冷やすとともに補水液を飲みます。

いきなりオシッコが止まった

ボランティアスタッフの菊池明子さんは、介護していた自身の母親が、脱水を起こしたときの体験を語りました。「最初の兆候は、夏なのにやたらと皮膚がかさかさと乾燥するようになったんです。冬には乾燥の経験はありましたが、夏は初めてでした。清涼飲料水を薄めたものを常時飲ませていましたので、まさか脱水とは思わなかった。それがしばらく続いたある日、朝おむつがぜんぜん濡れていなかった。二、三時間待ってもまだ出なくて、その日は訪問看護がある日でしたので、点滴をしてもらって助かりました。高齢で機能が落ちていると、症状が出にくいのだということを痛感しましたし、十分水分をとっているつもりでも油断はできないと感じました。普段からあまり話をしませんでしたので、意識の低下などにも気づかなかった。予防が大事なのだと思います。高齢者の脱水の恐れは、夏に限らないということですので、それ以来、春夏秋冬を通してゼリー状の補水液を使っていました」。

●

課題となるのは、いかに高齢のご本人に熱中症・脱水予防の意識を持ってもらうか。知識や情報で、一朝一夕にかなうことではありません。人々の生活に寄り添う「暮らしの保健室」の今後の取り組みに期待されます。

〔『訪問看護と介護』一六巻九号（二〇一一年九月号）取材記事を再構成〕

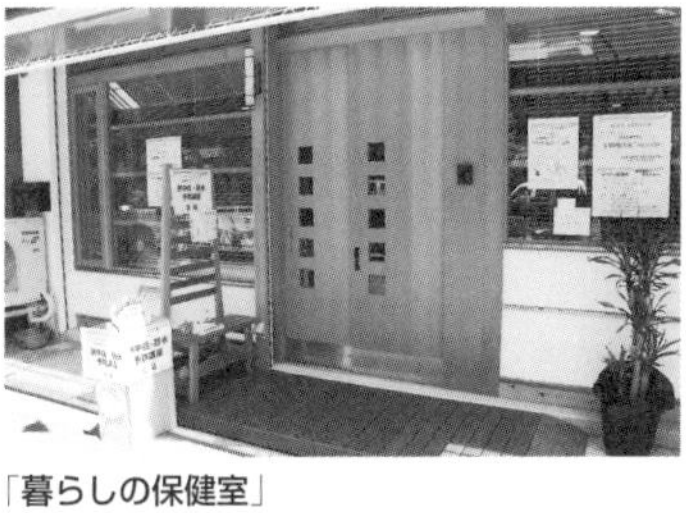

「暮らしの保健室」
〒162-0052 東京都新宿区戸山二丁目
戸山ハイツ33号棟125
TEL.03-3205-3114（月～金曜日 9：00～17：00）

第二章 「退院支援」で病院と在宅をつなぐ

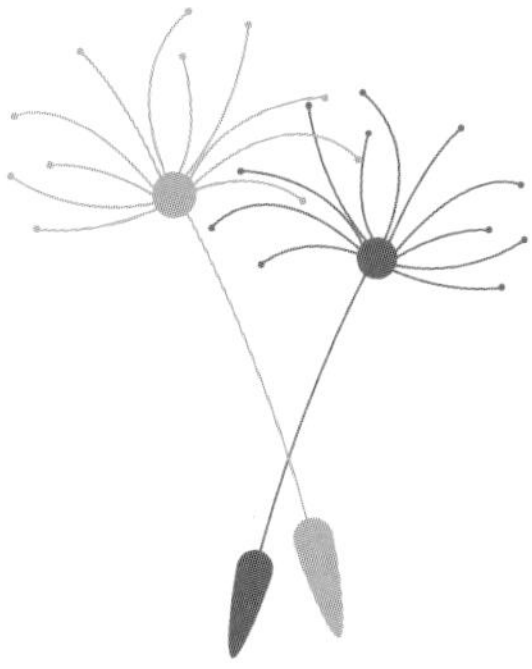

Iさんが食道がんと診断されるまで
──在宅移行期にこそ「生活をみる視点」を

「暮らしの保健室」に、今にも頭から湯気が立ちそうな勢いで八〇代後半のご主人と、一〇歳は若い奥様がそろっておみえになりました。

このIさん、「昨日からずっと怒っているんだ！」といきなり言うのです。何に？……ゆっくりとお話をうかがう暮らしの保健室ならではのアプローチで、この方と向き合うことにしました。

「昨日からずっと怒っているんだ！」

ひどく怒っているので、主張の内容がよくわかりません。もつれた糸をほぐすようにIさんに尋ね尋ねしながら、話の本筋に迫ります。

途中でIさんが、私の質問をさえぎり、「もっとゆっくりしゃべってくれ」と言われました。

「耳が遠いんだ。片方しか補聴器は入っていない。高いから一つしか付けていないんだ」。それは、失礼しましたと謝りながら、ゆっくり話したつもりでも早口になってしまうことを反省しました。

「あんたはそうやって聞いてくれたが、A病院じゃ一切こうじゃなかった。よく聞こえないから聞き返そうと思っている間に、うなずいたと思われてどんどん話が進んで、考える間もなく気がついたら放射線科の診察台に乗っていて、胸に黒い筋を引かれたんだ。どうしても納得がいかなくって、『嫌だ』って、そこから逃げ出したんだよ」と。

「そうしたらA病院が、あわてて『Bクリニックに書類を書いたから、すぐに連絡して行くように』と言う。そんな所は聞いたこともないし、いったい全体、何でそうあわてて紹介するのかわからない。きっと、AとBはグルなんだ」。

じっくり話をうかがうと、実は……

実はIさん、半年前から喉につかえる感じがして、A公立病院の消化器科にかかったそうです。「A病院で胃カメラをのんだが『何でもない』と言われ、耳鼻科を紹介された。ところが、『耳鼻科領域のファイバースコープでは病変が映らないから、自分たちの範疇《はんちゅう》じゃない』と言われた。そうこうしているうちに、本当に食は細くなり、痩せてきて、ちょっとした食べ物も喉に引っかかるようになった。血圧の薬は近くのC診療所に通っているので、そこから出ているんだけれども、その薬を飲むのも大仕事になってきている。一度、薬が詰まって息苦しくなり、近くの耳鼻科に行ったら、そこの医者がA病院からの派遣で、すぐにA病院に紹介状を書かれて、やっと食道がんと診断がついた」とのことでした。

この間に、当初の喉につかえる感じに対して、また飲み込みにくくなっていることや体重減少していることに関して、一切の生活指導がなかったのです。何を食べてよいのかもわからず、柔らかい物を水分と一緒に何とか流し込むようにしていたのだと。食道がんと言われて、A病院に「自分はもう手術などしたくない。自然にと思っているから治療はしない」と表明したが、「放射線治療が適当」と言われて、あれよあれよという間に放射線科の台に乗って胸に線を描かれたということのようです。

そして「嫌だ！」と拒否したら病院側があわてて、すぐに喉に詰まるようになったら点滴がいるからと、その処置ができる在宅医療専門のBクリニックを紹介した経緯だったと思われます。

自分のほうを向いて、大きな声で、ゆっくり、話してくれ

Iさんが、そうして勢い込んで大きな声で話し続ける姿に、この状態では病院の外来でも大騒ぎになっただろうなと想像がつきました。

難聴であることが一つの大きなネックになっていました。

「医者は自分のほうを向いて話してくれない。マスクをして電子カルテの画面を向いてばかりだ。せめて自分のほうを向いて話してくれたら、口の動きで少しはわかる。小さな声で早口で、しかも自分のほうを向かずに話されるとよくわからない。聞き返そうと思ってもその余地がないし、『うん』とうなずいたらそのまま先へ進まれる。さっぱりわけがわからないんだ」

飲み込みやすい食事を提案し、病院と診療所をつなぐ

ここまで思いの丈をとうとうと話し続けられたIさんに、「喉が渇いたでしょう、お茶をどうぞ」と言うと、「さらさらの飲み物はむせる」とのこと。ちょうど試供品で、経口補水液のゼリータイプが保健室にあったので、それを勧めると、するするとむせずに摂取でき、しかも「おいしい」との感想です。〝脱水が起こりかけているときには、この味がしょっぱく感じない〟という飲み物なので、脱水も起こしかけていたのだろうと推測できます。

ついでに、どんな物を食べているかを尋ね、可能ならば経管栄養法で使う栄養剤を処方してもらい、栄養補助というよりも、今はそちらで食事代わりにできる話もしました。

Iさんは、BクリニックはA病院と〝つるんで〟いると思い込んでしまっています。現在、高血圧でかかっているC診療所に、今後の病態の予測と、近い将来やはり訪問診療が必要となるであろうことを含めて、訪問診療が可能かを問い合わせました。

C診療所の返事は、「今はあまりしていないけれども、訪問診療の必要があれば引

き受ける」とのこと。栄養剤の処方も可能であることがわかりました。

さらにA病院の看護相談（医療連携担当）に連絡し、Bクリニックに書いた書類をC診療所宛てにしてもらうようにお願いしました。

何に気をつけて飲み、食べたらいいのか 生活上の困り事を聞いていく

こんなことが、世の中でたくさん起こっているのではないかと危惧しています。

診断がはっきりするまでは……ということだったのでしょうが、「喉につかえる」という主訴から生じる生活上の困り事、つまり何に気をつけて食べたり、飲んだりしたらよいかということを、患者さんから尋ねられる前に、聞き出して答えていくことが必要なのではないかと、つくづく考えさせられました。

そして、診断がつき、放射線療法という治療法を提示する。患者さんがその治療法に乗らなかったら、「すぐに食事が通らなくなる・詰まってしまう→IVHの導入→在宅専門医を紹介する」。こういった急性期病院の考え方の流れが、本当によく見えた事例です。残念ながら、ここに患者さんの生活をみる視点はありません。

退院支援や移行調整に
在宅ケア側が病院へ行く意義

在宅ケアは、生活をみる視点があることが特徴です。今、目の前の利用者・家族に必要な物は何か？　何に本当に困っていて、何をしたいと思っているのかを、じっくり聞ける関係を大切にしながら、病院との退院支援や移行期の調整に、在宅ケア側や訪問看護師が出て行くことの意義はここにあります。

認知症Sさんの不思議な一人暮らし
——日常を長い目で支える

研究者や、CNSコースで学ぶ方たちが、訪問看護ステーションにインタビューに訪れることが多くなりました。都合がつく限り応じるようにしているのは、これまでの実践を語ることで、その中にあるエッセンスが抽出され、論文としてまとめられて、後輩たちに伝えられるなら、これほどうれしいことはないと思うからです。

時に、「インタビュアの看護観は？」とか「実践の場でインタビュアは悩んでいるのかな？」と感じることもあります。この方たちが、経験豊富な訪問看護師（私！）にインタビューすることで、新しい境地が開けることを見越して、教員が差し向けているのではないか……などと想像しています。

「一人にしておくのは心配でたまらない」の心理

先日は大学院生がインタビューに訪れました。「一人暮らしの認知症高齢者を支える訪問看護師の役割」がテーマのようです。

はじめに「認知症の高齢者を一人にしておくのは心配でたまりません。そのような事例を経験していますか？」と問われました。私はその問いに違和感を覚えました。「一人にしておけない」「心配でたまらない」という表現の中に、その対象である認知症の方の二四時間に、訪問看護師が〝父権温情的（パターナリズムつまりは支配的）〟に責任を感じる意識がある。これこそ医学モデルの最たるものであることに気付かず、強く思い込んでいる状態なのです。一人暮らしの認知症高齢者を「庇護《ひご》すべき人」「何の能力もない存在」とみて、「二四時間管理下に置ける」と勘違いしていると思います。

暮らし続ける力は、「小説より奇なり」

たしかに短期記憶がなく問題行動の多発する認知症高齢者は、時には物盗られ妄想が強く、ケアする人さえ受け入れられず特定の人しか自宅に入れない場合もあります。

ことに一人暮らしの認知症の人への対応を考えると、いったいどうやって暮らしているのか、二四時間カメラを回して見てみたいくらい謎の時間があります。でも意外に一人で生きられる力もあり、なじんだ環境で危ういながら暮らし続ける様は、「小説より奇なり」です。

そこには、転倒や誤薬、失火の危険もあり、心配を数え挙げたら切りがありません。そこを「危なくて一人暮らしは無理」と不安な気持ちで対応するか。あるいは、その人の日頃の行動に興味を持ちつつ、「これからこの人は、どう生きていくのがいいのだろうか」と先を見ながら、その人に迫るために仲間づくりに励むか。対応は分かれます。

看護職は、病院の中で二四時間切れ目なく交代で患者を看てきました。その中で転んだら事故報告書を提出し、間違いがないようにとひたすら安全管理を第一義にしてきたところがあります。自分の責任のある八時間内に何か問題解決の糸口を見出さなければならないので、結果を急ぎます。

ところが在宅ケアではすぐに結果は出ないこともあり、曖昧な状況の中で、違う職種ことに生活をしっかり見てくれているホームヘルパーとの協働が不可欠です。自分が見ていることはほんの一部であるとしか言いようがありません。

夫を見送って認知症が一気に進んだSさん

もと小学校教師のSさん（八四歳）。長らく介護してきた夫が亡くなって、一人暮らしになった途端、認知症状が顕著になりました。介護している頃から少し症状は出ていましたが、一人暮らしになって一気に進みました。

心配していたことが起こってしまったと、関わった私たちは反省しました。夫の介護では満点をもらわないと気がすまないSさん、夫亡きあとも、ショートステイ用の荷物を押し入れから出しては広げ、また風呂敷に包んではしまいを繰り返していたのです。

昼夜が逆転し夜中にごそごそと活動するものだから、隣に住む方が心配して娘さんに電話しました。そして再び、訪問看護が関わるようになったのでした。血圧が高かったので、その管理のために服薬や食事のケアが必要でした。Sさんにとっては、以前夫のケアに来てくれていた看護師が再び現われたのですから、ウエルカムです。でもSさんは、看護師に対しては優等生でなくては自分の気がすまない。そこで、かって夫のケアに関わったヘルパーに、主に入ってもらうようにしました。

家に引っ込んでいるSさんにデイサービスを提案しましたが、自分には必要ないと思っています。そこで、「ボランティアで、ぜひお力を貸してもらいたい」とデイサービスの方に誘ってもらい、デイサービスではタオルたたみをお願いしました。そして「そのお礼にぜひ、お風呂に入っていってほしい」と誘ってもらいました。

Sさんが、上がりかまちで寝ていた理由

この作戦はうまくいきましたが、デイサービスの方が朝迎えに行くといつも、上がりかまちに長くなって寝ているSさんの姿があります。

なぜ、そんなふうになるのか、初めはさっぱりわかりませんでした。短期記憶が失われているので、迎えがない日でも（近いところなので）デイサービスに現われます。交通量の多い道を渡るので心配です。

そこで、顔なじみのヘルパーに手伝ってもらって行動観察を行いました。

Sさんはどうも朝四時頃から起きて、今日の準備を何度も何度もし直していた模様です。デイサービスの日は電話がかかってから準備できるようにと、朝連絡を入れて

いました。すると、それから玄関を出たり入ったり何度も何度も同じ行動をし、朝早くから起きて活動しているものだから疲れてしまい、とうとう上がりかまちで寝てしまう。ヘルパーのそれとなくの観察でわかりました。電話がかえって切迫感を与えていたことがわかったのです。

デイサービスに定期的に通えるようになるまで、しばらくヘルパーの力を借りました。安心して準備し、ボランティア活動ができるという元学校の先生のプライドが保てる状態でデイに行けることが、彼女の生活の張りになるように生活を整えることが大切だったのです。玄関の上がりかまちで寝ている姿がどんな行動からくるのかを辛抱強く観察し、それとなく話を聞いたりしながら、尊敬の念をもってSさんに接し続けたヘルパーの実践力を、私も見習わなくてはと思いました。

その人の力を信じて、たくさんの人の知恵で

危なく見える一人暮らしの認知症の方々の生活は、一朝一夕に問題解決することはできません。たくさんの人の知恵を借り、その人の姿を立体的に組み立てていきながら、身体状態もしっかり把握していくことが大事です。一人暮らしを続けられるよう

に、長い目でその人の力を信じることも必要とつくづく思わされます。

少し先を見越しながら在宅の限界点を上げていくことも、私たちのチャレンジだと思います。パターナリズムからの脱却は、「言うは易《やす》く行うは難し」なのかもしれませんね。

最期、緩和ケア病棟で逝ったYさん
――「この町で暮らす」ことにこだわって

「この町で健やかに暮らし、安心して逝くために」というテーマの市民公開シンポジウムを、二〇〇七年から開催してきました。在宅療養の普及や、在宅での看取りの実現をめざして、一回目は新しいステーションを東久留米市に開設する準備段階でもありましたから、そのPRも兼ねて西東京市で行いました。略して「この町シンポ」二～四回目は、新宿区内にある地域区民ホールでの開催で、これまでに静岡、秋田、仙台などにも飛び火して開かれています。

「この町シンポ」の開き方と面白さ

「この町シンポ」の第一部は基調講演です。在宅医療の現状を踏まえて、住み慣れたわが家で最期まで暮らせることを、在宅ケアに詳しい医師に話してもらいます。

第二部、これがポイント！　在宅で実際に看取りまで介護されたご家族に登壇してもらいます。そして、在宅ケアのプロセスがわかるように、亡くなられた方をめぐって組まれたチームメンバーにもそれぞれの立場から話してもらいます。医師、看護師、ケアマネジャー、デイサービス担当者、訪問入浴サービスの担当者、薬剤師、ケースワーカー等々、一人ずつ資料をつくって発表し、最後にパネルディスカッションをしたこともあります。

「人前で話すのは上がってしまってとても無理。でも秋山さんがうまく質問してくれるなら話せるかもしれない」というご家族の希望に応えて質問形式にしたこともあります。「緊張するけど、仲間と一緒に初めから並んで壇上に出てしまったほうが気が楽」というグループの場合は、あらかじめ上に勢ぞろいしてもらい、経過をひもとくように質問し、会場の反応を見て少し長く説明してもらったり、時間とも駆け引きしながら司会進行します。進め方に工夫が要りますが、お話ししてくださる方々の負担感は軽くなるようです。

事前に打ち合わせをしてはいるものの、ぶっつけ本番もあり、「この町シンポ」は毎回思わぬ展開を見せます。訪問していたときにはわからなかった家族間の葛藤やその後の変化が、ご家族の言葉から明らかになっていきます。毎回同じテーマで行っているのに、毎回違う新鮮な感動があります。「亡くなってしまったけれど、それまでの過程はあれでよかったのだ」という自己肯定感につながって、話をしてくださったご家族にとって、さらに関わった私たちにとってもグリーフケアになるという副産物を生みます。

一人暮らし、緩和ケア病棟で逝ったYさん

亡くなってから六年たち、七回忌を迎えるYさんの息子さんに、久し振りに電話をかけました。

二〇一一年二月の「この町シンポ」の企画で、今回は緩和ケア病棟と在宅を行ったり来たりした方をということで、近くの緩和ケア病棟のK医長に相談をしました。すると、印象に残っている患者さんとして「一人暮らしをしながら、何度かの入退院のあと、最期は緩和ケア病棟（PCU）で亡くなられたYさん」を挙げられたのです。

私たちもYさんのことはよく覚えていました。年月がたっているけれど、息子さんに協力をお願いしようということになりました。

出会った頃のYさんは、食道がん末期でした。大学病院で放射線治療を終えたあとに「次の治療はできない」と言われ、緩和ケア病棟のリストを渡されたものの、東京都下の遠い所ばかりで、面接に至るまでに時間もかかります。しかも「面接には必ず本人を連れて来るように」と言われたとご立腹でした。

「そんなことしていたら、もう死ぬ時が来るのではないか。このままいったら食道は二〜三か月で詰まってしまい、食べられなくなってしまう」と訴えます。症状緩和の薬の調整もなされていない状況だったのです。相談を受けたケアマネジャーも対処法については困惑状態でした。たまたま、区内のケアマネジャーの集まりでグループが一緒だった訪問看護師に相談があり、私たちが関わることができたのです。

まずは、Yさんご本人に会いに行きました。それまでの過程を怒りとともに立て続けに話すYさん、私たちはひたすら聞くばかりでした。

その結果、症状緩和が適切になされる医療機関につなげる必要があるとわかりました。現在までの詳しい病状経過について、大学病院から医療情報提供をもらい、近くの病院の緩和ケア外来でK医師に受診し、入棟のための面接と併せて症状緩和のための処方や、Yさんの怒る気持ちや、これからどう生きたいのかなどを聴いてもらう機会をつくりました。そこで訪問看護指示書をもらい、一人暮らしを続けるYさんの訪問看護に入りました。

喉の通りが悪くなっているため食事介助で困っていたヘルパーとの協働が大事です。症状緩和の薬も自己判断で飲んだり飲まなかったりで、薬の効果が判断できないこともあったため、新しい薬のときは、必ず飲み込むまでそばにいて、効果が出るかどうかの評価もして医師と連携をとりました。

何十年と、その地域に住み、ご近所とは親戚以上の付き合いがあるYさん。

お向かいのHさんは、朝カーテンが開いていないと「どうかした？」と声をかけ、副菜を持って来ては、食欲が落ちてしまったYさんを励ましました。取りとめのない世間話をしながら、家族には言えないYさんの心情も聞いていた様子です。

最期の一か月は、Yさんの家の鍵を預かっていたHさんに開けてもらって、夜間に訪問したこともありました。

〝この町で暮らす〟と自分で決めた亡き母の思いを改めて確認

大学病院で「あと三か月」と言われてから一年余りも、在宅とPCUを組み合わせて過ごしたのは、「なるべく入院はしたくない。何だかんだ言っても、病院には何にもないからね。家だといろんな物があって、近所の人も来てくれるし、寂しくない」というYさんの、その地域に寄せる思いからでした。

亡くなる数時間前、「会いたい人は？」と尋ねると、一番にHさんを挙げ、「会ってお礼を言いたい」と。そしてそれは実現しました。

「今思えば、この町で暮らしたことが本当によかったという、母の思いだったのでしょう」と、息子さんは声を詰まらせて語ってくれました。

「あんたは若くてこれからの人なんだから、幸せにおなりね」と

担当の訪問看護師もPCUでのYさんの最期の時間に面会に行っていました。

「『あんたにもお世話になったたね。あんたは若くてこれからの人なんだから、幸せにおなりね……』そう言って、両手を伸ばして頬をなでてくださった」と、その直後に電話で聞いた声を、もう七年も前のことなのに私は鮮明に思い出します。

「この町シンポ」の日、ご自身も病気を経験されたという息子さんは、「病気に立ち向かった母の姿を思い起こし、自分の主張をはっきり言えた母を、改めて尊敬をもっ

てしのばせてもらった」と語られました。そして、壇上の「この町で健やかに暮らし、安心して逝くために」のパネルを指さして、「〝この町〟の意味が本当に大事だなあ」と言われ、ご近所の方々に感謝されました。

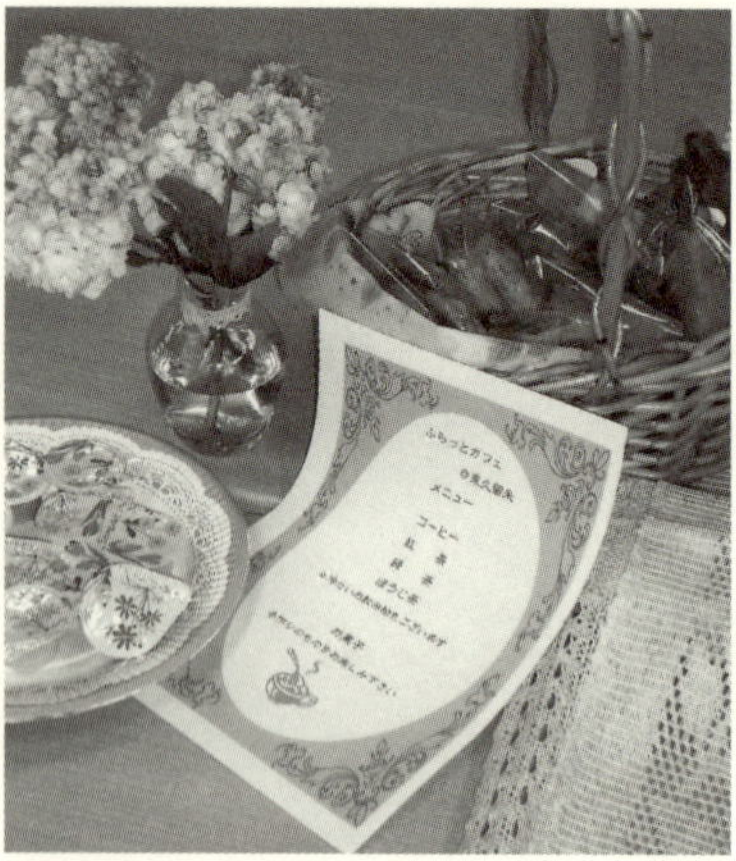

東久留米白十字訪問看護ステーション（中島朋子所長）分室で定期開催される「ふらっとカフェ」のメニュー。
こちらも、地域の患者・家族・医療者が“ふらっと”集って，語り合える場として開かれている。
提供◎河正子
（緩和ケアサポートグループ代表）

退院調整中に逝ったBさん――『ラジオ深夜便』を聞いて

ＮＨＫラジオ第一放送の人気番組『ラジオ深夜便――明日へのことば』に出演する機会をいただきました。二〇一一年一一月一〇日木曜日の早朝四時五分から、「人生のラストステージを支えて」と題して、インタビューに答えるかたちでの四〇分間です。

私が訪問看護師になるきっかけとなった実姉のがん闘病時のことや、印象に残る在宅ホスピスケアの体験、そして『在宅ケアの不思議な力』（二〇一〇年）の中でも取り上げた一人暮らしでも自分の思いを貫いて最期を住み慣れた自宅で迎えられた方の話をしました。そして、がん患者と家族のための相談窓口となる英国のマギーズセンターを日本にもつくりたいと考えていること、その目的に向かって新宿区にある団地の一階で「暮らしの保健室」を開設したことも話しました。

番組リスナーからの反響

放送後、五年前の一一月に亡くなったAさんのお姉さんから、「『深夜便』を聞きました」とお手紙をもらいました。がんセンターを退院後、訪問看護を利用しながら自宅で過ごされたAさん。最期は、元からの希望でもあった緩和ケア病棟に入院し、それまで嫁ぎ先に気を遣ってなかなかお見舞に来られなかったご両親とゆっくりした時間を過ごされて、五五歳で逝った方です。

「久しぶりに秋山さんの声を、ラジオを通して聴くことができ、妹もこんなに穏やかで優しい声に癒されていたのだと思うと、本当にうれしく改めてお礼を申し上げます」というものでした。声の持つ力を、「話し言葉は音楽」という持論を展開している私としては、妙に納得して受け止めたありがたいお手紙でした。

「家に帰りたいんだね、お父さん！」

放送後に暮らしの保健室を訪ねてきてくれた方もいます。やはり五年前、がん専門病院に退院調整に行って在宅療養の準備を整えたにもかかわらず、急変して自宅に帰れなかったBさんの奥様でした。

彼女は、近くの大学の学生食堂での仕事に早朝から出かけるために、「ラジオ深夜便」を聞きながら支度をしているそうで、「懐かしい声にうれしくなって。本当にお世話になったことを思い出して、訪ねてきたのよ」とのこと。

夫のBさんがよく転ぶようになり、転んだあとで痛がる。その後病的骨折の診断で入院し、がんの転移によるものなので原発病巣を確定診断して治療法があるかを探るために転院した専門病院で、頭部のCTを撮った結果、脳萎縮が判明。原発は腎臓ということもわかりました。でも、認知症の進行もあり、治療の対象ではなく、病的骨折による痛みがあるので、麻薬の使用は始まっていました。そして、肺炎を繰り返し起こしていて酸素を使用しているために、療養病床への転院を勧められている状態でした。

勧められた病院を見に行ったけれど、どこも自宅からは遠く、酸素の流量も多く、かつ麻薬の使用もあることで渋られる。そんなことから、どうしたものかと区役所の相談窓口に行き、そこで「在宅という選択肢」を初めて知り、訪問看護の相談につながった方でした。

電車を乗り継いで五〇分、奥様の仕事の合間を縫って一緒に病院に出かけ、医療連携室の医師と面談することになりました。泌尿器科の病棟であるのに、担当医師も看護師も一切顔を出さず、その連携担当の医師のみの対応に不思議さを覚えつつ、車いすに座って下を向きながらうとうとしているBさんにも面会できました。

車いすのそばに寄りしゃがみ込んで、下を向いているBさんの顔を見上げるようにしながら「お家に帰りたいですか？」と語りかけると、ほとんど反応しなかったBさんが、顔をぐっと持ち上げて、目を見開き大きくうなずくのを見て、奥様と顔を見合わせました。「家に帰りたいんだね、お父さん！」と本人の意向が確認でき、困難な状況があるけれども、家に帰るための準備をしていこうと調整に入りました。

地域のかかりつけ医と在宅専門医のあいだで

Bさんの家は都営住宅団地の四階で、エレベーターはありません。家族全員が仕事を持っているため、日中にBさんが一人になる時間があります。介護体制の組み立て、訪問診療医の調整など解決すべき課題は満載です。

ことに医師の調整。まず七〇歳を超えていたBさんのかかりつけ医には、ターミナルステージに向けて二四時間体制での在宅診療は負担が大きいことが予測されるのです。どうしたらよいかを尋ねて、「二四時間体制をとる在宅医療専門の同じ地域を回る医師に頼んでもよい」との回答をもらうことができました。情報提供してもらい、訪問診療医を確保。なぜ、こんな面倒なことをするかと言えば、ご家族はその医師の外来に通っていて、入院しているご主人のこともよく相談していたのです。

最近、大きな病院からは、かかりつけ医をまったく無視して、在宅専門の医師に直接退院後の訪問診療を依頼するケースが多くなりました。このほうが病院は簡単です。地域のかかりつけ医は、このようなことが続くと、「病院へ自分の患者を送ると、自分たちの関係ないところで在宅専門医へ回ってしまう」と、ますます在宅緩和ケアや看取りなどに関心を寄せなくなってしまいます。

地域の中で、普段は外来中心でも在宅の訪問診療もしてくれるプライマリ・ケア医をもっともっと増やさないと、これからの地域ケアは進んでいかない。そして家族がかかりつけ医の外来に通っているということは、残される家族がそれ以後、地域で生活するのに支障がないようにしていく配慮も大切ではないかと、地域ケア全体を見ながら思います。

Bさんの思いに添ってみんなで努力できた

病院へうかがって話し合ってから一週間後、「介護認定は済んでいる」「ケアマネも決めた」。そして、「ベッドも搬入できるように家の片付けも済んだ」「退院に合わせて、仕事の調整もついた」とみんなの思いがひとつに向いたときに急変して、Bさんは結局病院で永眠されました。

残念に思うと同時に、かつ、ご家族はさぞかしがっかりされているだろうと、お葬式が済んだあとに訪問しました。ところが、「残念であることには変わりないが、『帰りたい』とうなずいたお父さんの思いに添って私たちも努力できた。そのことで救われる思いがするんですよ」とは、そのときの奥様の言葉でした。

病院の中に「在宅」の選択肢を

今回訪ねてきてくれたBさんの奥様から「お父さんが家に帰れなかったのは残念だったけれど、秋山さんと出会えてうれしかった」と改めて言われ、人の出会いとつながりに私のほうこそうれしく、「力になれなくて申し訳なかった」と謝りながら手を取り合って、再会を喜びました。

退院調整をどんなにしても自宅に帰れなかったケースはたくさんあります。診療報酬上は、何の手当てもつきません。地道に、もう少し早く在宅ケアにつながれるよう情報発信を続けていかないと、その選択肢は消えてしまいます。

在宅を勧めやすい環境にするために、病院への情報提供の方法にもっと頭を絞らないとならないですね。

心不全で入退院を繰り返したSさん
——お正月に家で看取り

一〇か月前にはご夫婦でオーストラリア旅行をしたという、七〇代後半のSさん。半年前から浮腫が強くなり、労作時の息切れが目立ち始めました。利尿剤でも軽快せず、精密検査で希少難病の原発性アミロイドーシスと診断されています。

心筋肥厚、虚血性心筋症、腎機能低下、甲状腺機能低下と心不全症状があり、薬物治療にも反応が悪く、とにかく進行が速い。医療者にも予測ができないほどの加速がついた状態でした。循環器専門病棟に入退院を繰り返しています。

医師は「状態が悪いが、予後を考え自宅で過ごす時間を多くするため、一時退院とした」と退院サマリーに記述し、さらに「症状増悪時にはすぐに来院し、入院するように」と、指示が出されていました。

往診医なしでの退院？

介護保険の申請にあたり相談にのったケアマネジャーからステーションに連絡が入ったのは、退院してから一〇日目の一二月二一日でした。

それまでにSさんは、病院の外来を一度受診したきり。

訪問看護の依頼は、「疲れがひどく、二週間後の外来受診は家族のみの代理受診にしたが、便秘で困っているので訪問看護師に来てほしい」との内容でした。

担当ケアマネジャーは介護福祉士が基礎資格で、病状の理解が不十分のままで引き受けていました。ステーションから病院の連携室に、訪問看護指示書を依頼するとともに、入院中の病状や現在の状態を問い合わせました。

大学病院では、「訪問看護指示書は、患者の外来受診か家族が代理受診したときでないと出せません」との医師の回答です。そこで家族と共に訪問看護師も外来受診に同行し、医師より「病状は急変の可能性もある」という説明を聞きました。

ちょうど年末年始に差しかかる頃で、地域の往診医をお願いする状況も生じると判断し、「情報提供書」を書いてもらいました。往診医がまだ決まっていないので宛先なしです。

暮れの訪問——人生を締めくくるかのように

こうした手続きが整って、Sさん宅を初回訪問したのは、暮れも押し詰まった一二月二九日。退院して一八日が過ぎていました。

Sさんは、ほとんど座ることができない状態です。ベッド上で臥床《がしょう》し、食べられるものはヨーグルト程度。水分と塩分を制限していたこともあり、尿量も減少していました。味覚も変化していて、甘味は受けつけなくなっています。

酸素飽和度は94％、脈拍75、血圧82／58。バイタルサイン上ではまだ急変は起こりえない状況ですが、全身の浮腫は沈下性に起こっていて、胸水貯留が右側にある様子。心不全の改善はみられない状態でした。

少し息切れしながら、Sさんは語ります。「若いときから一生懸命仕事をしてきた。そのあいだに夫婦で世界中を回り、いろんな所を見てきた。好きなトレッキングもやった。だから悔いはないいんだ」と、人生を締めくくるかのように。奥様もうなずきながら聞いています。お腹をマッサージし、そのあとの排便ケアや保清をし、ゆっくり丁寧に手を動かしながら、Sさんのお話をうかがいました。

「気持ちいいねえ。病院よりもいいねえ」とお世辞を言う余裕もあり、次回は一月二日と約束して、訪問を終えました。

「ここがいい。病院は寂しいから」

一月二日にうかがうと、体温36・1度、酸素飽和度92％、脈拍77、血圧は64／40。血圧の下降があり、明らかに心不全が進行していました。

十分な観察を行いながら、全身をマッサージがてら清拭し、腹部もマッサージし、便が少し溜まっていたのを肛門から少しずつ摘便しました。すると血色も少し改善し、血圧は82／60に上がりました。

〝病院だったら血圧が60台の人に清拭はしないだろうなあ〟と思いつつ、〝だるさがとれたら楽になるのではないか〟という思いで、ホットタオルを足に巻き、その上からビニール袋で覆いました。こうすると足先が足浴をしたように温かくなるのです。すると、「気持ちいいねえ。家のほうがよく看てもらえる」と表情が和らぎ、顔色もよくなっていきました。この時点で、口に入るものは氷のみとなっていて、尿量も一日三回に減り、その一回量も減少していました。

残された時間はわずかになってきました。このまま自宅での看取りになるのを選択

されるということでしょうか？　と思い、

「Sさん、病院に行かれますか？」と問うと、「ここがいい。病院は寂しいから」と応えられます。誰かが見守ってくれているこの家の環境、Sさんを訪ねてお孫さんや親戚、会社の方々がみえていました。

往診も早めて二日に

「お正月の三が日が済んでから訪問診療医の導入を」と計画していました。でも、このバイタルの変化と、本人の「家がいい」と言い切る強い意思と、それを支える家族の姿勢から、それでは遅いと判断しました。正月の二日でしたが、計画より早くこの日、近医に初回の往診をしてもらいました。

Sさんは、「これでここに居られる」と安堵《あんど》され、涙を流さんばかりでした。

「静かに息を引き取りました」

一月四日の未明四時過ぎ、娘さんが傍らでみていて、奥様は横のベッドで休んでいるときでした。Sさんは、苦しまずにゆっくり大きな呼吸を数回して息を引き取られたと、連絡をもらいました。

「三日はみんなに迷惑をかけるから四日だな……」とご自分でおっしゃっていたそうです。

一二月二九日の初回訪問から三回目。たった一週間でしたが、地域の医療連携が短期間ででき、本人の意向を尊重し家族もそれを支持できたので、そこをサポートするかたちでの訪問看護による自宅での看取りとなりました。

心不全の末期をどうケアするのか

翌五日、私は訪問看護指示書を書いてくださった大学病院の循環器科の専門医を訪ね、「一週間前に情報提供書を書いていただいたおかげで、ご本人の意向をかなえることができました」とお礼と報告をしました。

訪問診療に入ってくれた近医は、以前は循環器の専門病院に勤めていた内科医です。「病院であれば、心不全の末期にある患者はCCUでモニターにつながれ、点滴で薬がコントロールされながら、ピッピッとなる機械音の中で『氷……、氷……』と手を差し出す光景が目に浮かぶ。そんな病院での姿と比べたら、新年早々、こんなにすがすがしい最期の場面に立ち合わせてもらって、ありがたかった」と感謝され、「心不全の末期患者をどうするかは、これからの課題です」と語られました。

この感想は、〝循環器専門医であれば相通ずるものではないか〟と思い、私は病院の循環器専門医に報告しました。すると、専門医は椅子から立ち上がり、「その内科医に、くれぐれもよろしく伝えてください」と頭を下げられました。

短期間であっても、しかも急激な病状の進行であっても、十分に納得して死に向き合えば、こうして希望もかなえられます。がんと同じように悪性度の高い難病による、重症心不全患者のエンド・オブ・ライフ・ケアでした。

大腸がんと闘った小川香代子看護師長が遺したメッセージ

尼崎市で訪問診療に携わる長尾和宏先生が、在宅医療の講演の際に資料として配られた小川香代子さんの『白衣をもう一度』という私家版闘病記があります。その内容は私の心に迫り、深く考えさせるものでした。

小川さんは病院の看護師長であり、大腸がん闘病の後、最期は自宅でご家族に看取られた方です。

小川香代子さんの『白衣をもう一度』から

「千の風になった白衣の天使」と見出しが付けられた、長尾先生のあとがきから引用します。

「(小川さんと) ご自宅で初めてお会いしてしばらくしてから、『わたし、いま、本を書いているの』と言われました。本当だろうか? と思いましたが、詳しくは聞けませんでした。亡くなった後に公開するんだ、とも言われました。(中略) この冊子はご家族の力で身内の方や、関係者だけに配られたものでした。私はもっと多くの人に小川香代子さんのことを知って頂きたいと思い、増刷をご家族にお願いしました。(後略) 二〇一一年九月一一日　長尾クリニック　長尾和宏」

〝白衣をもう一度〟と強く願った小川さんの思いは、病院で出合った看護が、自分が思って実践してきたものとあまりにもかけ離れていた。これでは看護師としてあきらめ切れない、だからどうしても、もう一度白衣を着たいと思ったという、患者としての体験に基づいたものでした。その後小川さんは退院して在宅ケアに出合います。

「この三人の訪問看護師さんのおかげで、数か月の間ではありましたが十分に私が心の底から欲していた看護観を体感する事ができました。訪問看護を受けていなければ、『もう一度白衣を着続けたい! 着続けなければ私の思いを伝える事ができない!』と延々と思い続けていたことでしょう。でも、この三人の看護師さんと出会ったことで、五感を通じて患者に触れ続け、患者と少しでも長くの間、汗水をたらして患者に接していきたい、という思いを分かち合ってくれる看護師さんがいてくれたこと、そして白衣を十分に大切にしてくれている仲間がいることが分かりました。もう一度白衣を着てバリバリと働きたい思いを捨てきる事は出来はしませんが、この三人との出会いによって間違いなくバトンを渡す事ができそうです」

訪問看護師に対しての本当に励まされるメッセージです。小川さんが最期に出会った、この三人の看護師さんに思いをはせました。逆に、その前に書かれた、病院で出会った看護師さんのおかれている現状に胸を痛めます。

小川さんは、がんの患者に対し行ってもらいたい看護として、二〇項目にわたる願い（七八頁に全文紹介）を書いています。その三番目に、「患者一人につき一分は座って話を聞きましょう」とあるのを読み、三分診療だなどと医師を批判してきたのも恥ずかしいくらいの看護の現状を知らされます。外来に通院する長い闘病期間、相談にのるのは看護師であろうに、これもうまく機能していない。日本にもマギーズ・キャンサー・ケアリング・センターの必要性をまたひしひしと感じてしまいます。

在宅ケアの情報が急性期医療に届いてない

そして、一番目に留まったのは、次の文章でした。

「私は悲しいかな、看護師長という職務にありながらも在宅医療の本来の定義について無知であった為、がんで状態が悪くなった患者が在宅退院するという事は、『死を覚悟し在宅で看取る決意をした』としか考えられませんでした。勤務していた外来にて在宅医療に関する冊子が仕上がった時にも、私自身抗がん剤の内服治療中でがんと闘っている真っ最中であったため、その冊子を見ることも、配布することにもものすごく抵抗感があり、受け付けられない気持ちに陥った事を思い出します。（中略）在宅医療というだけで、『もう見放された』『共に闘ってくれる人が誰もいなくなった』といった絶望感に陥った事が思い出されます。」

小川さんは在宅医療・訪問看護に出合って、「これが無知から来ることだった」、「もっと早くにつながればよかった」と思うわけなのです。でも「在宅」という言葉が、急性期医療の中で、これほどまでに色がついて見えるのかと愕然《がくぜん》としました。

〝在宅での看取り〟を一生懸命語ってきた者として、私にも責任の一端はある。そう反省しつつ、改めて、どうやって急性期やがん治療の現場に、なるべく早く在宅と出合える工夫ができるのか、情報をどうやって伝えていけばよいのか……。

皆さんのまわりでは、実際はどうなっているか、このギャップをどう埋めたらいいのでしょうか？

一緒に考えてみませんか？

「がんの患者に対し行ってもらいたい看護」20か条

（小川香代子『白衣をもう一度』より）

■患者の前ではゆったりと

業務に忙しいのはわかりますが、患者の前では努めてゆったりと動いてほしい。ひどい人はカーテン越しに声をかけ、病室に入ったそばから出口に足が向いている状態のときもあります。ただ計測を行い、その患者さんの安否を確認するだけです。きちんと患者さんの顔を見て、少しのあいだで良いからその人のためだけに時間をあててほしいものです。

■「がん患者」と呼ばないで

がんの患者をひとくくりに「がん患者」と呼ばないでほしい。一人の人間として、変わらぬ日常が送れるようサポートしてほしいです。

■患者一人につき一分は座って話を聞きましょう

一分で良いので患者のベッドサイドの椅子に座り、患者の声に耳を傾ける時間をつくってほしい。視線を合わせてほしい。

■患者の肌に触れましょう

患者から話がなければ手や背中をさするなどし、患者に触れてほしい。交流を持ってほしい。何もなければただそばに居続けてください。

■相手から発言できるように問いかけてください

「はい」「いいえ」で答えられる話し方ではなく、「今日はいかがですか」「何かお手伝いすることはありませんか」など，工夫して話をしてほしい。患者に興味を持ち，その人がそれまでどのような生活を送ってきたかを知り，接してほしい。

■「自分だったらどうするか」と常にフィードバックして接してほしい。自分もやがて死を迎えるのだ，という思いで接してほしい

■がん末期だから，ターミナルだからと勝手に決めつけないでほしい。「かわいそう」といった思いで接しないでほしい

「かわいそう」という観念は，自分は病気にならないという思い込みにもみえます。

■五感をフル活動させ，患者に対し敏感になってほしい

■がんの患者家族に温かい声かけをしてほしい

家族の一人ががんになるということは，残される家族にとっても非常に大きな問題です。看護師は一言でいいから家族に言葉をかけてあげてください。

■医師よりも先に病状に関する情報は言わないでほしい

■外来では，たとえ簡単な検査説明であっても，他の患者のいる場所では話さないでほしい（できれば別室か，患者の少ない場所にしてほしい）

患者は他の患者さんの動向を常に気にしています。がんならなおさらです。他の患者さんに情報がもれないよう配慮をしてほしいものです。

■外来では，カルテを読みサポートの必要な患者の来診時は，そばに付き添っていてほしい

■適切かつ豊富な情報を教えてほしい

■シャンプー後のすすぎはしっかりと行ってほしい

■洗面台、トイレ等設備が汚れていたり壊れていればすぐに対応してほしい

■退院後の心理的サポートや生活支援も視野に入れてほしい

■医師や機器にふりまわされず、患者に直接看護を行ってほしい

最後に。

■エスカレーターでは患者の横を走って上がらないでください

■院内で患者を追い越さないでほしい

■杖をつく患者の後ろを歩かないでください

大げさに、また単なる私情に聞こえるかもしれませんが、いずれも患者にとっては大きな恐怖となります。階段昇降、ちょっとした段差、子どもの独り歩き、人混みなど、健常者には何でもないことが障壁となることを意識してください。

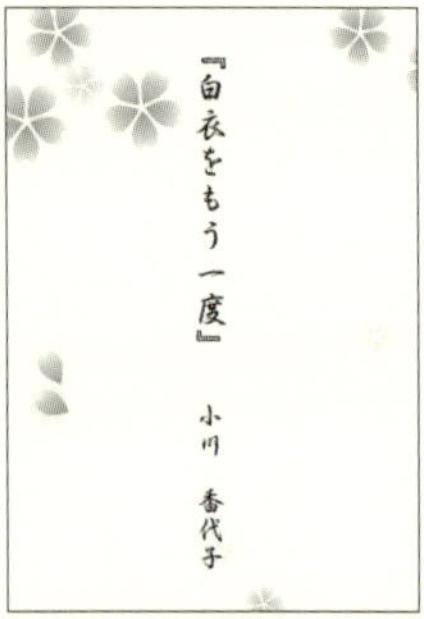

小川香代子『白衣をもう一度』
（長尾クリニック発行，2011 年）
38～41 頁より一部改変して引用

長尾クリニック連絡先
〒 660-0881 尼崎市昭和通 7-242
FAX：06-6412-9393
E メール：info@nagaoclinic.or.jp

第三章　ともに学び・はぐくみ合う

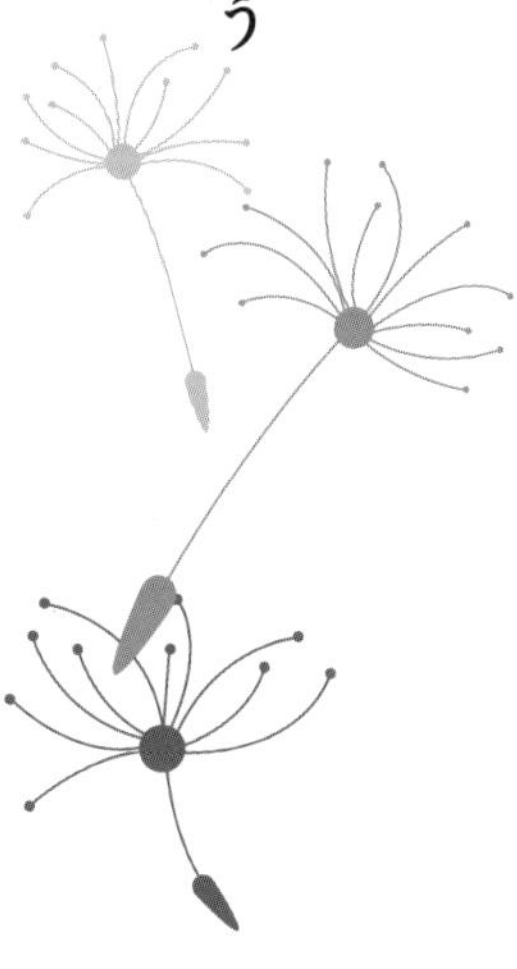

若いヘルパーさんからの緊急電話

土曜日の朝、ステーションの電話が鳴りました。いつもは緊急体制の当番に転送されていく電話です。たまたま用事で出勤しており、今にも出かけようとしていた私が受話器を取りました。

「利用者さんがグッタリしていて……」

電話の主は、状態の変化しやすい一人暮らしの利用者さんのところに入っている、他事業所のヘルパーさんでした。とても若い声の面識のない方で、時間は午前九時八分です。

九時から身体介護のために訪問し、酸素療法もしているこの利用者さんに、声をかけたそうですが、「ベッドでグッタリしていて目が半開きになっていて、様子がいつもと違うんです」とのこと。すぐに近くに住むご家族に電話し、次に訪問看護ステーションの緊急連絡先に電話したということでした（自分の事業所にも連絡したが、うまくつながらなかったことが、あとでわかりました）。「担当看護師がすぐに行けるようにしますから」と答えて、いったん電話を切りました。担当と連絡を取ると、痰《たん》が多くなっているとの報告も昨日出ていたので、「すぐ向かいます」と言ってくれました。

「私は何をしていたらいいんでしょうか?」と問われて

私は、先ほどの着信番号に、「たしかに看護師が向かっていますよ」と連絡しました。ヘルパーさんは少しホッとした声で応答されました。こちらから「何時までそのお宅にいられるのでしょうか?」と聞くと、三〇分のケアの予定で、「九時半までなら」とのこと。ちょうど半分が過ぎた時間です。あと五分もかからないうちに、訪問看護師が到着できるでしょう。私も少しホッとしました。すると電話の向こうから、「私は何をしていたらいいんでしょうか?」と問われました。

「利用者さんの頭を少し横に向けて、綿棒や、スポンジブラシで口の中をぬぐい、少し湿らせて、痰を出しやすくしてくれませんか?」とお願いしたところ、スポンジブラシはベッドのすぐそばで見つかったようです。「あった、あった」とこのときは声が弾んでいました。受話器を持ったままの応答です。

「口が開かない……。いや閉まらない……」と言いながら、ケアに入ったようでした。受話器はそのままです。きっと、携帯電話を耳と肩に挟んで、手を動かしていたのだろうと想像できます。

ひょっとしたら呼吸停止している状態なのかもしれないと、この時点で思い、「息をしていますか？」と、電話を通して聞いてみました。

「えっ？　わからない……。わからないです」と、声が大きくなり、戸惑いが伝わってきました。私は、無用な心配をさせてしまったと後悔し、「もうすぐ、看護師が到着するので、待っていてくださいね」と、彼女が落ち着いてくれることを祈りつつ話しました。距離からいって、あと一、二分で訪問看護師が到着するでしょう。そこで電話を切ろうとしたとき、「切っちゃうんですか？」と、彼女の不安でいっぱいの声が受話器から聞こえてきました。

すぐあとで担当看護師には、この様子も含めて、「ヘルパーさんを十分フォローしてください」とお願いメールを打ちました。メールにしたのは、自転車運転中やケア中に手を止めさせたくなかったからです。

ご本人の希望通り、在宅で最期まで

週明けに担当看護師の話から、現場の様子がわかりました。

私の電話のあと、二分もたたないうちに到着したということ。結果は呼吸停止状態だったが、まだ身体は温かく、あまり時間はたっていないようであったこと。それでも吸引器で痰《たん》を吸引しながら医師と連絡し、駆けつけたご家族と「救急車を呼ぶかどうか」を確認したということ。生前、ご本人が「最期は家で死にたい」と言っていたので、希望通りであったとご家族も納得された上で、医師の死亡診断となったという報告でした。

ヘルパーさんの立場に立てば、「酸素マスクをしていたので、呼吸が止まっているかどうかの確認が取りづらかったのではないでしょうか」とのことでした。

「で、ヘルパーさんはどうされました?」と聞くと、「呼吸停止で亡くなっていると伝えるととてもびっくりされていましたが、その後『時間ですから』と次の訪問先に向かわれました」とのこと。このヘルパーさんは死に対してまったく未経験な状態で、いきなりこの事態に直面したのでしょう。

ヘルパーさんの戸惑いに対応できなかった反省

看護と介護の連携が強くうたわれているにもかかわらず、若いヘルパーさんの戸惑いをきちんと受け止められなかった自分の対応を反省しました。

後日、ケアマネジャーさんを通して（同じ事業所なので）、そのヘルパーさんの状況も確かめてもらいました。ヘルパーさんはその日のことを淡々と報告していたとのことで、ケアマネジャーさんは「大丈夫でしたよ」と返してくださいましたが、近いうちに会える機会をつくって、一緒にあの時の情景を振り返ってみたいと思っています。

担当の訪問看護師は「ご家族とは十分に話し合い、医師とも一人で亡くなってしまわれる状況もありうることを確認し、ケアマネジャーともその話はしていたのに、巡回で入るヘルパーさんとは直接に話す機会がなかったんです」と反省していました。

一人暮らしの高齢者を支える中では、当然看取りも増えていくことでしょう。

ご本人に苦しんだ様子はなく穏やかな表情であり、ご自宅での最期は望んだことでした。とはいえ、関わるチーム、ことに生活を支え介護の中心である介護職の方々とどのように情報を共有し、今回のような経験の浅いヘルパーさんの場合どのようにフォローしていけばいいのか？　今後の課題だと思いました。

「電話を切っちゃうんですか？」不安に揺れる問いかけから

この利用者さんが、退院してから半月あまりの短期間です。容態が変化していく中で、担当者会議を開き、家族の気持ちも確認し、そして介護職の方々とも連携していくことは、時間のマネジメントがうまくできないとかなえられないことです。ケアに関わる多職種の、情報通信技術（ＩＣＴ）を使った情報共有の話も検討されていますが、あの日、電話の向こうから聞こえてきた「切っちゃうんですか？……」という素直な恐れの感情は、ＩＣＴの画面では受け取れないなあと思います。こういったナラティブな部分、感情の揺れも支えられる看取りの現場でありたいと思うのです。

誰でも集える訪問介護の勉強会

地元新宿の訪問介護事業所（「者」ではなく「所」）の集まりは、介護保険が始まって比較的早くから「つどい」と銘打って、定期的な勉強会や講演会や調理実習などを企画してきました。それは管理者のみならず、いちヘルパーとしても参加ができ、集える会として発展しています。

「ヘルパーさんが介護福祉士に合格した」といっては、みんなで喜んで祝賀の乾杯。そのうち「ケアマネジャーに受かったから」、「訪問介護の運営委員を辞める」となるとちょっぴり残念ながら、「おめでとう」とまたまた乾杯。会の終了後の集いも楽しいものです。

白十字訪問看護ステーションは、白十字ヘルパーステーションを併設しているので、この新宿区介護事業所連絡会の発足当初から、初めは運営委員の一人として、途中からアドバイザーとして関わってきました。運営委員には白十字ヘルパーステーションからもう一人加わるかたちとなっています。

各訪問介護事業所のサービス提供責任者が主立った運営委員ですが、大手の事業所は企業内転勤があり、慣れたと思ったら交代です。そんな中で、運営委員長を務めるのがサポートステーションの代表の福田矢一さん。脱サラして勉強し起業しただけに、新宿で根を張り、変わりなくみんなをリードしてくれています。

また、会場をいつも提供してくれるのは日本生科学研究所。ここは新宿唯一の介護の総合事業者で、ヘルパーの養成のための教室もあり「夜は空いているから」と、いつもお世話になっています。

六年ぶりに、訪問看護と話す機会を持とう!

「この頃はターミナルケースも多く、訪問看護と組むことも多くなったけれど、訪問時間が重ならなくてお互いに『意見』が見えず難しいことがある。どうやって連携したらいいのか、このあたりでもう一回、訪問看護と話す機会を持とう」という企画が持ち上がりました。六年ぐらい前にも一度、こういった会は企画された記憶がありますが、最近ではケアマネジャーとの連携での会は多いけれども、訪問看護とは行っていませんでした。

訪問介護の方にとっては、「よく組んでいる看護師さんだと話しやすい」けれども、そうでないと「訪問看護ステーションに電話をかけると、いつもいないし、たまにつながっても叱られるような口調で話され、初めてのときなど特に怖い」という印象を持っている人も少なくありません。

一方、訪問看護師側も、どんなふうにみんなは考えているのかをぜひ聞いてみたいと思っていました。一人暮らしや老々介護、日中独居の時間が長い状態での病状の変化をヘルパーさんが気付いて、心配になったとき早く伝えてくれると助かります。その連絡がルール通り「ヘルパーからサービス提供責任者へ、そこからケアマネジャーへ、そして訪問看護へというルートでは遅い」状況や、「伝言ゲームで、何が起こっているのかがよく見えなかったりする」こともあるのです。

ヘルパーさんと訪問看護が直接話し合ってみると

こうして、「第33回★つどい★新宿区介護事業所連絡会」は、「訪問看護師さんと話してみよう!!　訪問介護と訪問看護の連携、情報の共有方法」というタイトルで開かれました。参加者は七〇人のヘルパーと一二人の訪問看護師で計八二名。

はじめにミニ講座「訪問介護と訪問看護の連携」と題して秋山が話しました。「訪問看護が、介護保険のみならず医療保険でも適用される仕組み」や、「緊急時訪問看護加算が付いている利用者さんに関しては、本人や家族に代わって、ヘルパーさんが緊急電話をかけてきてもいい」ことなどを説明しました。

情報共有では、「連絡ノートの活用」とともに、時には顔を合わせてのディスカッションが必要なので、場合によっては「ヘルパーさんの時間に合わせて訪問看護を組み、利用者さん宅で一緒に話し合いもできる」ことなどもお伝えしました。担当者会議には、直接ケアに入るヘルパーさんではなくサービス提供責任者が出席し、直接入るヘルパーさんとはなかなかコミュニケーションできないのが現状だからです。

そのあとで六グループに分かれてグループディスカッションをしました。各グループに二人の看護師が入ります。お互いに、日頃から感じている疑問や、こうしたらうまくいった、いかなかった事例などを、具体的に話し合う機会となりました。

ヘルパーさんが不安なときは、直接連絡で支え手になりたい

そのグループディスカッションでのことです。

訪問介護サービス提供責任者の一人が、「ヘルパーの実習は短期間なので、移乗やおむつ交換ができることがはっきりしたら、すぐに身体介護ができるヘルパーとして回ってもらっています。ですから、訪問先でのヘルパーの判断が適切かどうか、サービス提供責任者としては心配なので、ヘルパーが訪問看護に直接連絡を取るのは、原則やめさせています。とにかく事業所へ返して、サービス提供責任者が判断してからにしています」と主張されました。

「ケアマネジャーを飛び越えてヘルパーが訪問看護とやり取りすることで、関係がこじれることもある。我々の立場もわかってほしい」と言われるのです。

この言葉に、思い悩みました。ヘルパーさんが判断してはいけないのだろうか？ ヘルパーさんが一人で、病状が変化している利用者さんを前にして不安になったときに、同じチームとして関わる訪問看護師はその支え手になりたい。こういう思いは、どうしたら通じるんだろうか……。

利用者「その人」のために
「介護保険」設立の原点に立ち返って

事務所に戻って、誰に言うでもなく、「ケアプランに載っていないことは絶対にやってはいけない。どんなに状態が変わっても臨機応変が許されない。こういう訪問介護が正当としたら、利用者・家族にとっての介護サービスは何？」とため息まじりにつぶやいたのを、ケアマネジャーのスタッフが聞きつけて、こう言いました。

「それって、〝介護保険的〟だよね……」

う～ん、介護保険の目的って何だったのかな？　一〇年を経過し、改めて「介護保険の一番の良かった点は、訪問介護を適正化し、サービス提供責任者がきちんと管理する体制ができたことだ」と言った、ある官僚の言葉を思い出しました。

介護の社会化をめざし、介護を必要とする「その人」と契約してケアを提供するとした新しい制度。その一〇年を過ぎての成果が、管理したりされたりという働き方の達成であってはならないと思います。

寒河江市で訪問看護の仲間たちと出会う

山形県寒河江《さがえ》市は、サクランボで有名なところ。訪問看護の先駆者のお一人宮崎和加子さんの出身地でもあります。この地域の在宅医である折居和夫先生から、「利用者さんの長寿を祝って百歳記念花火を打ち上げるよ」とお誘いがあって訪ねて行ったのは、二〇一一年一月四日のことでした。百歳記念花火は翌日の新聞に掲載され、折居先生からメールを頂戴したことなどは『在宅ケアのつながる力』(二〇一一年)のエピローグに書きました。

そのときのつながりから、秋には寒河江市西村山郡訪問看護ステーション設立一五周年記念行事に招かれました。市民公開講座の講演を依頼されたのです。この訪問看護ステーションは一市四町の支援を受けた事業団によるかなり広い地域を訪問するステーションで、遠くは月山のふもとまで、車で一時間以上かかる訪問先もあるということです。

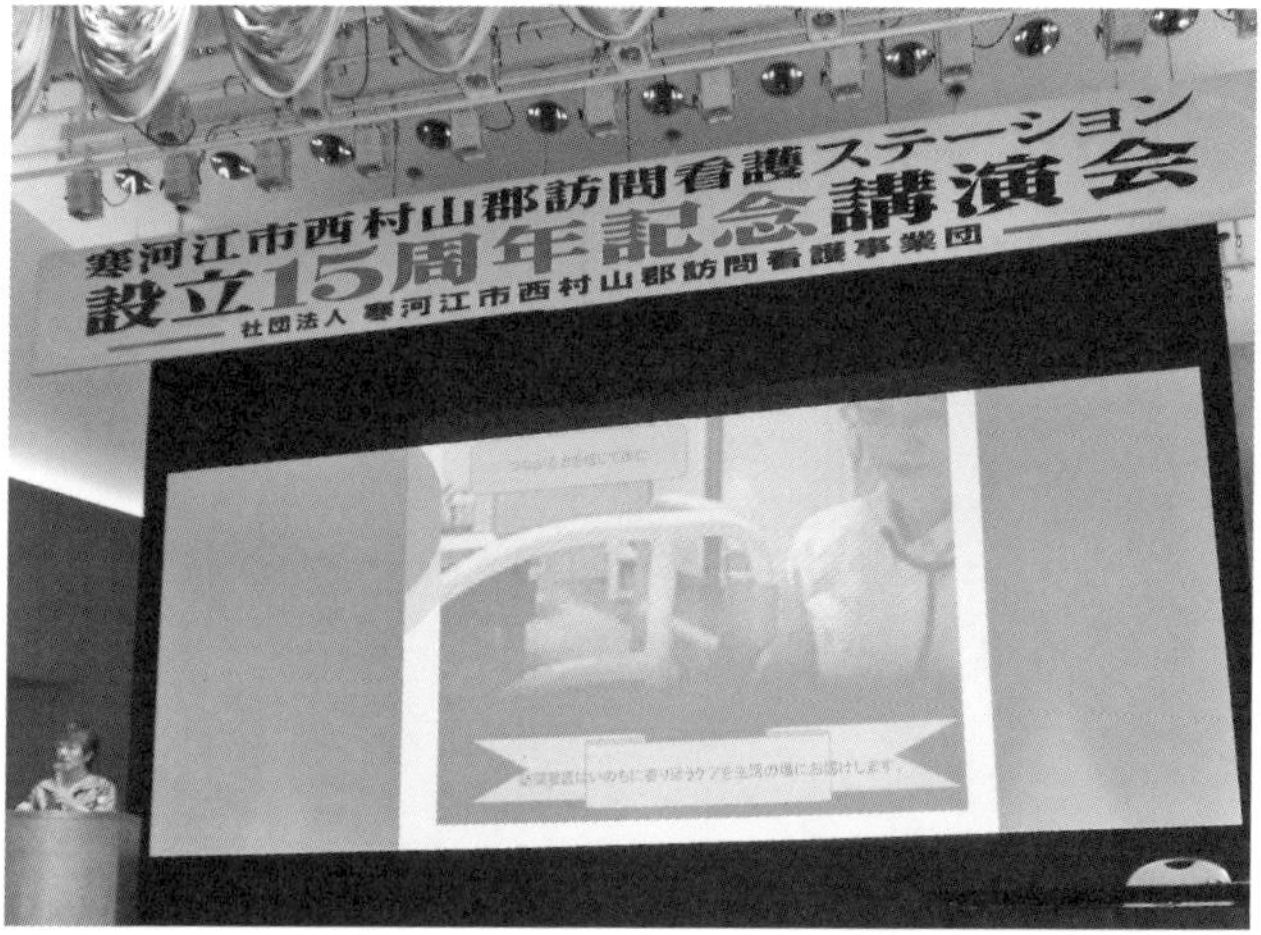

寒河江市西村山郡訪問看護ステーション設立 15 周年記念講演会

訪問看護の傍ら、市民公開講座の準備を着々と進めてきたスタッフを支えたのは、この春から事務局長に就任した斎藤健一さん。斎藤さんは地域の「ママさんバレーボール」の監督を長年務めており、それゆえに地域の人と組織をよく把握していて、地元をこよなく愛する方でした。

　公開講座の会場は、「ハートフルセンター」という、一階に市の健康福祉課・子育て推進課などがあり、二階に訪問看護ステーションが事務所を構えている建物の多目的ホールです。

　土曜日の午後、地域の人たちが三々五々集まってくださいました。近隣の訪問看護ステーションの看護師、医師会や山形大学の先生もおみえでした。

「どうしても、おむつにはなりたくない」

私は「在宅ケアの不思議な力」と題して、訪問看護を行う中でのエピソード、出会った方々との印象に残った出来事を入れながら約一時間お話ししました。このテーマの講演ではいつも、スキルス性胃がん末期で亡くなられる一時間半前のFさん（三八歳）の写真を、ご家族の了解をいただいて入れています。

この日もその写真を映しながら話をしました。Fさんは「排泄はどうしても自立していたい、おむつになりたくない」と言っていたので、ぎりぎりまでポータブルトイレを利用していたこと。でも前日の夜に呼ばれて行ったときには、ポータブルトイレに移ることができず、二人がかりで介助しても身体が崩れるようになってしまったこと。そこで「ごめんなさい」と謝って、夜中のためにベッドにおむつを敷かせてもらったこと。その翌朝からFさんの意識レベルは下がり、家族や友人に声をかけられ、手をさすってもらう中で、静かに亡くなられたことを話しました。

利用者ご家族も参加してのグリーフケア

市民公開講座の終了後のご苦労さん会で、一人の訪問看護師さんと話しました。ご自分の担当していた方のご家族に声をかけたら、この日会場にいらして、帰りがけに「あれで良かったんだよね」と感想を話してくださったと。

ＡＬＳの夫を見送ったご家族で、「おむつは嫌だ」という夫の意思を尊重し、かすかな意思表示を読み取りながら尿瓶を当てて、最後までおむつにしなかった。「あれで良かったんだよね」というのは、そのことへの共感だったのです。

そして、「配られたアンケート用紙には、うまく書けないけど、でも呼んでくれてありがとう。最高に良い会だった」と簡単にしか書いていないアンケートを渡し、訪問看護師さんと握手して帰られたとのこと。

この話を聞いて、その方のグリーフケアになったのならこの上もない幸せと、胸が熱くなりました。

訪問看護師さんたちが、訪問看護を利用している、またかつて利用していたご家族に声をかけ、多くの方が公開講座を聞きに来てくださった。そしてアンケートに答え、感想を述べて帰られた。ということは地域に訪問看護が定着し、なくてはならないものになっている。日々の積み重ねの結果がここに表われているなと、本当にうれしく思いました。訪問看護師たちも、そこから大きなエネルギーをもらって、〝明日からまた訪問看護を続けていこうとする勇気〟につながっていくのだろうと思います。

絆が深まり、地域の心強い応援団に

東京に戻ってから、写真を提供してくださったFさんのお母さんに、このことを報告しました。

Fさんは生前、「少しでも何か人の役に立ちたい。秋山さんのボランティアをしたい」と言っていたのです。それで私は講演から戻ると、いつも彼のお母さんに、「Fさんは亡くなったあとも、こうして私のボランティアをしてくれていますよ」と報告します。

今回も、「山形でこんな話があってね、Fさんはまたボランティアしてくれましたよ」と。聞いてくださった方は、自分のご家族の最期と重ね、きっと多くのご苦労があったに違いない介護の中で、そうだそうだと納得し、あれで良かったと自己肯定感が増したに違いありません。それはまさにグリーフケアになったのだと思います。

そしてこのことを通じて、訪問看護師との絆がさらに深まり、地域の中で訪問看護の心強い応援団になってくださることでしょう。Fさんのお母さんが今、新宿の「暮らしの保健室」でボランティアをしてくださっているように。

各地の仲間との出会いでいっそう豊かに

さて、寒河江《さがえ》市の隣の河北町谷地《やち》には、細谷亮太先生（聖路加国際病院副院長・小児科部長）の先代からの診療所があります。訪問看護ステーション事務局長の斎藤さんの案内で、そこを訪ねました。斎藤さんは亮太先生と小学校の同級生だそうです。毎週日曜日、亮太先生は寒河江に帰って、診療しているというのです。ところがこの日はあいにく戻っておられず、甥御《おいご》さんによる診療でした。九〇歳近いお母様と妹さんにお目にかかり、山形の豊かな人情味あふれる笑顔を表敬訪問して帰りました。

道すがら、〝雛《ひな》街道〟と呼ばれる街道筋の旧家が風情ある光景を見せてくれます。春先、雛飾りの頃にもう一度訪れたい街並みでした。各地での訪問看護の仲間に出会えることが、こんなに心豊かにしてくれるのだと感謝しながらの旅でした。

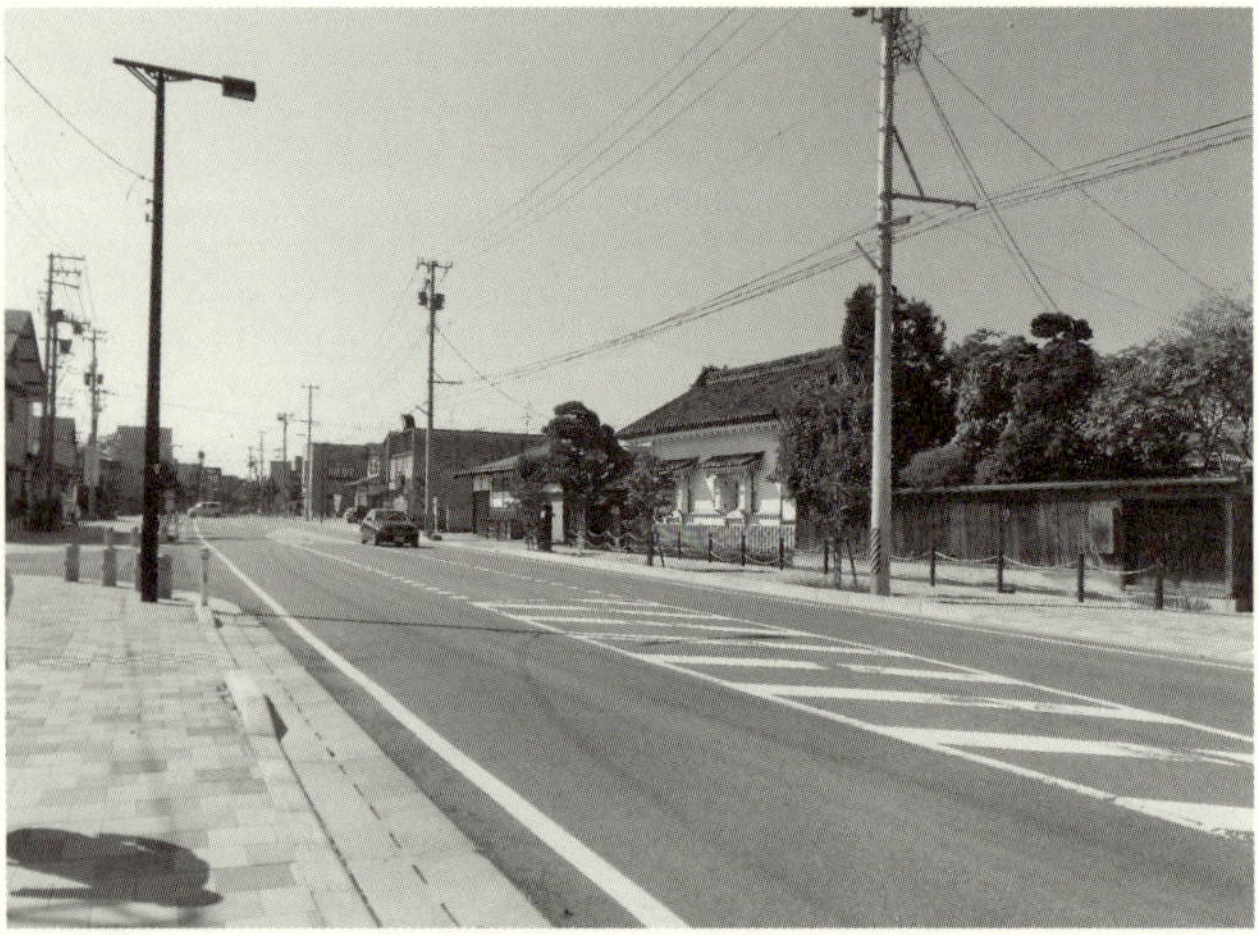

車窓から眺めた山形県の“雛街道”の景色

撮影◎米澤純子

急性期も慢性期も一緒に考えて看護したい

先日、都内のある病院で副院長（医師）に問われました。

「この頃七対一で看護師の病棟配置が手厚くなったのに、ベッドサイドで患者と話している看護師の姿が増えないんだよ。どこにいるんだろうと思えば、パソコンの前に座って入力にいそしんでいてね。それで聞いてみたんだ。どうして患者さんのところに行かないの？って。そうしたら『患者に質問されるのが怖い』って言うんだよね。そんなの在宅じゃ考えられないでしょう？　秋山さん、どう思う？」

「患者さんから質問されるのが怖い」!?

私は「ん？」と言葉に詰まりました。

ところがその数日後、がん患者を多く診ている病棟のベテランナースから、「この頃医療安全や説明責任だからって、説明は要るのだけれど、むやみなことを言って、あとで訴訟になっても困る。だから〝薬のことをはじめとして、患者の質問には慎重に答えるように〟って言われるものだから、本当のところ、患者の前に立てない看護師が多くなっているんですよ」と聞かされたのです。

在宅ケアでは、普通の会話を普通にできることが要求され、利用者さんとその家族の疑問や不安にわかりやすい言葉で答えるのが当たり前になっています。ときどきコミュニケーションがうまくとれないと悩みもしますが、だからといってパソコンに逃げるわけにもいかないのが訪問看護・介護です。

ところが病棟では、患者から質問されるのが怖くてベッドサイドに行けないのだという。患者さんとコミュニケーションをとらないでどんな看護がされているのか、少しどころか、かなり心配になってきます。

いかに患者の本音を引き出すか

一方、退院支援・調整を積極的に行い、在宅との連携を実践してきた宇都宮宏子さんは、「看護師に求められるものは、質問力ですよ」と言います。

いかに患者の本音に迫れるかは、看護師の持つ質問力であると。必要とあらば女優のごとく熱くその人の心情に迫り、ぽろりと本音が出るのを期待するなどは「在宅ではよく見る光景だよね！」と。

宇都宮さんは訪問看護の経験があり、急性期病院の退院調整看護師として患者の声に耳を傾け、家に帰ろうという意欲を引き出し、地域につないできた人です（一三七頁）。在宅の生活を見る視点が、急性期の患者支援に生かされ、病棟看護師や、外来看護師の意欲を引き出すところにまで迫っている。これはすごいことだといつも感心させられます。

病院でも、パソコンの前で仕事をし、いつも忙しそうで患者に質問するスキを与えない看護師ではなく、患者の質問を受け、患者と話し合える看護師に看てもらいたい。患者は決して看護師を責めているのではなく、ただ聞きたいだけ。だからちょっと立ち止まってほしい。そして声をかけ、患者の思いや気配を感じてほしい。安全管理や訴訟を避けるために、薄手の白衣の上にいつも鎧を着ていては、何のために看護師になったのかわからない。看護師の皆さん‼　まずは時間を見つけて患者のそばへ行きましょう。

一人ひとりに話しかけながら

一〇年のブランクがある看護師向けの再就職準備のための就業支援研修の実習を、白十字訪問看護ステーションで引き受けました。実習が終わってからのカンファレンスで、研修を受けた方が話してくれました。

「私は患者さん一人ひとりに〝ぶつ切り〟のケアをするのが虚しくもあって、看護師を辞めて子育てをしてきたのですが、その子供も小学生になり、再度看護の仕事がしたいと思って研修事業に応募したのです。ところが、このステーションの前に実習した病院では、機能別のケアで、ひたすら強調されたのが〝安全＝感染・事故・褥瘡予防〟でした。何だか一〇年前よりもっとひどくなっている気がしました。そんな思いをもってステーションに実習に来たのです。ここでは一人ひとりに話しかけながら、個別に合わせて丁寧にケアしていて、これが看護だと思いました。ただ一人で判断しないといけないので、私にできるかしらとちょっと自信がないのです」

この四〇代前半の看護師の言葉に、私は「在宅に来て働いてみませんか？」と声をかけました。

こんな素直な看護師の声を吸い上げていくべきだと思います。

「こんなに悪いとは思わなかった」

先日、循環器看護の中級コース研修で講師役を務めました。

以下は、研修のあとに届いた、秋山の講義（「循環器看護の在宅を支える——看取りも含めて」）を聞いた看護師からのメールの一部です。急性期看護の悩みを垣間見た思いがします。

「……その方らしい生き方を考えてあげたいのに、もういのちも残り少ないその時にすら、長年患った心疾患の終末病態を受け入れられない患者さんとご家族を前にすることがあります。『こんなに悪いと思わなかった』という反応に、発病からの長い年月のあいだ、過去の入院の場面ではもちろんですが、長く通っている外来でも、ルーティン対応しかできていない現実と向き合います。

病院の中では、その方らしく生きていくための対話というものが少ないため、まずどのように話をしていったらいいのかがわからない。患者さんが悶々《もんもん》と抱える悩みを病院の中だけで話をしても解決の糸口は見つかりません。いいえ、実は見えているのに、私たちは、そのような取り組みを実際行っているところに足を運んでいなかったと思いますし、病院以外のサポートをどのようにつないだらいいのかを悩んでいるばかりで、アクションを起こしていなかった。一人の患者さんを取り巻く家族や地域の医療・介護をサポートする方々と話し合いを進めていくことを、私たちが動き始めて体験しなければ何も進みませんね。今年は、もう少し課題を整理して、具体的な活動につなげたいと思います」

苦しくなって入院してきた慢性心不全状態の患者さん。急性増悪時に、少し集中治療すると症状が良くなり自宅に帰られます。しかしその人は確実に年齢を重ね回復力がなくなり、ターミナルステージに近づいている。入院はそのことを考える時間であり機会でもあるのに、それをしていない現実。

「患者の心臓が止まったら僕らの負け」と常に戦う姿勢をくずさない循環器専門医。看護師はこれでいいのかと悩み、結果として人が死んでいくという現実を遠ざけてしまう毎日。

彼女は専門看護師（CNS）なので、ここで踏ん張ってくれなきゃなあと思います。彼女の悩みをわかってくれる管理者の存在も大事です。在宅ケアの話を聞いて、患者の思いに近づこうと気づいた看護師たちに、希望の光を見出します。

急性期も慢性期も一緒に考えて看護したい

超高齢社会の中で、人間の寿命をどう考えるのか？「生活」の中で、患者をとらえるとはどういうことなのか？ 急性期も慢性期も一緒に考えていかなければならない時期にきています。お互いにもっと近づいて仕事をしていきましょう。「連携」を絵に描いた餅にしないために。

取り戻そう、看取りの文化

在宅ケアの現場では、常に看ている人ではない人が急に現れて強い意見を出し、事態が一八〇度変わるという残念な経験をすることがあります。

私が参加している「在宅ケアネットワーク栃木・緩和ケアとちぎ」（通称「PHC栃木」）のメーリングリストでも、考えさせられました。このメーリングリストは栃木県内を越えて多くの方が名を連ねており、在宅看取りを含んださまざまな意見交換がなされています。

患者さんはお別れ会を希望、離れて住む娘の反対で頓挫

三月末、在宅緩和ケアに積極的に取り組んでおられる地域の医師から、「お別れ会」という題でみんなに意見が求められました。

五〇代のすい臓がん末期の男性。通常なら在宅訪問診療の対象の状態なのですが、ご本人の「自分の力で通院できるあいだは通いたい」という思いを尊重して、外来通院で支えてこられました。

ある日の外来で、「次からは訪問診療にしますよ」とお話ししました。そして、その前にご兄弟に病状や、伝えたいことをきちんとお話しできるように「お別れ会」をしたらどうですか、と勧めたら、本人も奥様も「それはいい」と喜んで帰られました。しかし意外にも、離れて住む娘さんに大反対され、お別れ会の計画は頓挫してしまいました。

「生きているうちに、まだ会話ができるうちに、身内の方には思いを託すべきだ」。そう考えていた医師にとっては、この娘さんの抵抗には釈然としないものが残ったようでした。

結局「お別れ会」は開かれませんでしたが、娘さんもご兄弟や親戚に病状を話すことは受け入れたようです。そして男性がギリギリの状態になった頃、その娘さんから「家族で看るのは限界だから、入院させてください」という申し入れが「電話」でありました。その医師にとっては、まさに寝耳に水です。

すでに肝性昏睡《こんすい》に入りつつあり、血圧も下がってきている状態でした。また、奥様にも「そう長くはもたない」とお話しした矢先だったのです。そこで、医師は「入院させてもこの状態ではご家族が付き添わないといけないから、このまま家で看取られたほうが皆さんの負担も少ないですよ」と繰り返し説明したそうですが、納得が得られず、結局救急車で入院予定となりました。

医師としては、「最後までお家で診る」という本人との約束を曲げることにもなり、何とも釈然としない思いでいたそうです。すると、その明け方に呼吸停止の電話が入り、医師は駆けつけ、入院はせずにご自宅で看取りができたという顛末《てんまつ》でした。

この医師は「最初からすべての家族を呼び寄せて、途中で変節しないご家族、少なくとも捨てぜりふが出てこないようなご家族とだけ在宅看取りをしたい」とまで思ったと述べています。

〝家族親戚で共有する人生の節目〟なのか〝密室で専門家にゆだねる出来事〟なのか

この一連の顛末記に対して、一関市国民健康保険藤沢病院の佐藤元美先生からも、同じような経験は数多いと投稿がありました。

九〇歳を超える胃がんの男性の例で、難聴のため大きな音でテレビの『水戸黄門』を観るのが楽しみという人でした。病状に対し積極的な治療がないことを伝えたら、家族が「家で看取りたい」と言い、本人もヘッドフォンを使用した病院でのテレビ観賞よりも家で観ることを楽しみにしていたようで、家に帰ることになった。そこに急に、遠方でホームヘルパーをしているらしい孫が登場して「在宅とは、医者が患者を見捨てることだ。許せない」と一騒ぎして帰って行った、ということでした。

元美先生は「死は、かつては〝家族や隣近所、親戚などで共有できる人生の節目〟でしたが、今では〝密室で専門職にゆだねる緊張度の高い出来事〟になりました。密室化と個人化が、不安不満を高めているように思います」。そのような状況を少しでも打開するために、「地域で親しい人の死をお互いに語り合うような場を増やしつつあります。密室では学習はできませんよね」とつづっておられます。

私は、この東京でヘルパーをしているらしい孫の一言に、反応しました。この方はひょっとして、在宅介護の場面で医師に見捨てられたような場面ばかり見て、在宅死はすべて悲惨と思い込んでいるのかもしれない。そして自身の仕事で出会う人たちに、そうしたことを声高に言っているとしたら……。ヘルパーさんの研修講師としてしばしば在宅ターミナルの話をしている者として胸が痛みます。

ターミナルの現場でせめて、介護と看護が情報共有し合い、介護の方々の思いもくみ取り、フォローできるように看護がバックアップできる地域の体制づくりが望まれます。

「看取り」は、いのちのバトンリレー

こんなときに、ホッと胸を打つ写真集に救われました。滋賀県で在宅医療をしている花戸貴司医師の活動を追った、國森康弘さんの『いのちつぐ「みとりびと」』シリーズ全四巻（農山漁村文化協会）です。このシリーズの裏表紙には〝だれもが「みとりびと」〟とあり、次のように書かれています。

看取りは、いのちのバトンリレー。
それは、亡くなる人が代々受けつぎ、
自身の人生でもたくわえてきた、

あふれんばかりの生命力と愛情を
私たちが受け取ること。
そして
いつか自分が「旅立ち」を迎えたときに、
愛する人に手渡していくこと。
大切な人たちに囲まれた
あたたかな看取りによって、
いのちのバトンは
ずっと受けつがれていきます。

同シリーズ第一巻の『恋ちゃんはじめての看取り』では、小学校五年生の恋ちゃんのおおばあちゃんが、息を引きとった夜の様子が、自然な写真とともに絵本のように語られています。

おおばあちゃんは九二歳、「いつもの眠っているような顔。すこしだけお化粧をしてもらった」。冷たくなった頬をそっと撫でながら「わたしもいつか、おおばあちゃんみたいにやさしいおばあちゃんになれるかな」と恋ちゃんはつぶやき、「ずっと大事にしてくれて、ありがとう」とおおばあちゃんのほっぺにキスをしています。そして次のページは、おおばあちゃんの「寝顔」を見てみんな笑顔になったという、おおばあちゃんを囲んでの家族写真でした。

「人は死んだら生き返りますか?」という質問に、関東の小学校では「三回までならリセットできる」という答えもあったそうです。でも恋ちゃんの答えは違います。「人は死んでしまうと、冷たくなり、二度と生き返りません。でも、おおばあちゃんは、私の中で生き続けています」。

看取りの文化を取り戻すとはこういうことだと、胸が熱くなりました。ぜひ手元で見ていただきたい写真集です。

生まれるに時があり、死ぬに時がある

二〇一一年は、一二月二五日に実家の母を一〇一歳一か月で見送ったこともあり、いつにもまして、人生ドラマの詰まった年末を迎えることになりました。

Aさんが行方不明で事情聴取

その前日二四日土曜日は、暮らしの保健室で、クリスマス勉強会と引き続きの忘年会を主宰していましたが、なんだか落ち着かずにうろうろしてしまいました。

というのは、この日の午前中に、ステーションで担当していた一人暮らしのAさんが行方不明となり、警察や心当たりに捜索手配していたのです。結果、Aさんは「二日前に銭湯で急変して搬送され、病院で一八時に心肺停止されていた」と、ようやく夕方になってわかりました。銭湯にはいつも小銭と入浴券しか持っていかないので、下着に書かれていた名前しかわからなかったのです。

身元不明人扱いで警察に安置されていたところにたどり着き、ケアマネジャー・管理者として、牛込警察署で事情聴取を受けました。Aさんの基本データのコピーを提示したら、病名もわかり「これじゃあ病死だな。逆に早くわかってよかった」と言われました。新宿では身元不明者の行き倒れのようなことがたくさんあって、身元がわからないままに火葬されることもあり、〝早くわかったほう〟だという意味なのです。

疎遠になっていた妹さんに何とか連絡はついたものの、「(遺体等は)引き取らない」ということで、二六日の月曜日まで待って、区役所の生活保護の担当者に連絡しました。

でも、身元確認でちらりと見せられた写真は穏やかなお顔でした。寒空で倒れていたり、交通事故だったりというよりも、気持ちよいお風呂で、人の目のあるところできちんと世話してもらって、お風呂屋さんにはご迷惑をおかけしましたけれど……、これはこれでよかったかなと思いました。〝任侠肌を潔し〟とするこの人の生き方にはぴったりでした。

予防できなかったかと、悔まれはしますが、糖尿病、うつ、肝硬変、静脈瘤、認知症があってそしてヘビースモーカーの七三歳……。けんかっぱやく、特徴的な性格の人でした。二〇〇四年から七年もの長いお付き合い、寂しい気持ちには変わりはありません。

その後、一月の「在宅医療連携勉強会」で、このケースをもとに、急変事態の予測や身元不明扱いになったときの地域ネットワークの起動はどうするのが最適なのか？地域特性もふまえて経験知を集めようと、話し合いました。

母の待つ秋田へ――〝天寿をまっとう〟

翌日、二五日の日曜日は朝一番の秋田新幹線こまちで、危篤の母の待つ秋田へ。一一時ごろに、母のもとへ着きました。自宅ではなくショートステイ先ですが、訪問診療医が入り、家族がケアに参加してという状態。二四時間看護師がいます。

一週間ほど前から、本当に自分の意志のように口を開けなくなり、食べなくなり、三日ほど前には皆に知らせが行きました。いろんな人が会いに来て、人の声には目を開けてにっこりしたり、少し意思表示のように手を動かすと、兄から聞いていました。

食事を受けつけず口を開かず、なので、ゼロゼロすることもなく口を結んでいます（スポンジブラシはかろうじて入るので、口の中はきれいでした）。兄と姪二人と手をさすったり、話しかけたりしながら、三時間ほど過ぎた頃、姪二人は退室。なにやら糸が切れたみたいに、無呼吸が増えていきました。外は雪のしんしんと降るなか、私が母の耳元で、「長生きするのもゆるぐねなあ（大変だなあ）って言っていたども、ゆるぐねなあ?」と言うと、まるで聞こえたかのように、小さく縦に三回首を振りました。「もういいよ、ご苦労様、ありがとう」と言うと、それからまもなく息を引き取りました。

臨終の際に顎が落ちない人を、初めてみました。入れ歯も入りませんが、きりりと結んだ口元は明治の人の気概を感じさせてくれました。顎を上げるケアも何もなしです。

秋田往診クリニックの市原利晃先生が、雪の降るなか、車を飛ばしてきてくださり、「死因は老衰ですね、お見事でした」と死亡診断。一四時三〇分でした。

母は、明治、大正、昭和、平成と生き抜き、東京から末娘（私です）が帰ってくるのを待ったかのように息を引き取ったのです。肺炎もなく、胃ろうの話とも無縁で、〝天寿をまっとう〟そのものでした。

私はその夜、いったん東京へ。二六日月曜日の午前中に、Aさんの区役所との連絡など仕事を終えて——雪や強風が心配な秋田なので——しばしの晴れ間の飛行機で、再び秋田へ飛びました。

火葬場で浮かぶ想い

秋田の葬式は、火葬が先です。母は六二歳のとき（一九七三年）に、小脳のくも膜下出血と、脳動脈瘤のクリップ手術を受けています。当時はCTもMRIもなく、造影剤を入れてグルンと回しながら撮影した血管に動脈瘤が写っており、手術をしました。後で「あの検査ほど気持ちの悪いものはなかった」と言っていました。

当時は、術後の安静も結構なもので、看護師になって半年ほどの私は、病院に欠勤願いを申し出て就職先の京都から秋田に戻り、一か月ほど母の病院に通いました。

病棟のベッドとベッドのすき間に毛布を敷き、寝泊まりしながら付き添ったものです。私がなかなか起きないので、母は、私の手に紐を結んでベッドの上から引っ張り、ナースコール代わりにしていましたっけ。言葉もかけずに血圧を測りにくる看護師の様子に、「あんたも患者さんにこうやっているのか？　患者の身になって、ちゃんと声をかけて測るように」と母から諭されもしました。患者は医療者の教師ですね。

それから四〇年。火葬場で、頭骸骨にくっついた黒いちりちりしたものは、四〇年間、頭の中で瘤を守ったそのクリップの残がいではなかったかと、しみじみと科学者の目で見てしまいました。

九〇歳過ぎでの骨折手術のときの金属もしっかりと出てきました。手術のあとで母から「この手術で、焼き場までもっていくものが入ったらしいから、拾うときによろしく」と言われたことを、思い出します。あのときは「正真正銘〝鉄の女〟になってしまったね」などと、叔母と笑っていましたっけ。

それから三日間、簡略化されたとはいえ、秋田の葬式はそれなりの行事が続き忙しいものです。雪の影響やら、年末帰省ラッシュのなかでも、残された子ども五人、孫やひ孫たちが集まることができ、そして、近所の方々や従兄妹など、結構な列席者となり、慕われたおばあちゃんとして見送ることができました。

現場感覚を活かしケアのなかから

「生まれるに時があり、死ぬに時がある」という言葉があります。まさにその思いです。そして多くの出会いが、慰めを与えてくださることに感謝しています。

これからも現場感覚を活かして、ケアのなかから、情報発信を続けていきたいと思っています。

オランダ BUURTZORG《ビュートゾルフ》との出会い

新宿の出会い――“地域ナース”同士の共感から

最初の出会いは二〇一一年の一月でした。BUURTZORG NEDERLAND 代表のヨス・デ・ブロックさんが初めて来日されたとき、堀田聡子さん（労働政策研究・研修機構人材育成部門研究員）が白十字訪問看護ステーションにヨスさんを連れてきてくれたのです。

そのときヨスさんは「（日本の訪問ナースの）現場を見たい」という希望をお話しされたのですが、私はおそらくオランダと日本の現場にはそれほどの違いはないと思ったのです。そこでまず、私たちの在宅ケアの中身について「こんな苦労もあります」「こんなふうにケースで展開しています」と具体的に伝え、ディスカッションから始めました。

BUURTZORG NEDERLAND
（『オランダ隣人のケア』という意味）

代表のヨス・デ・ブロックさんたちが、コミュニティナースと在宅介護施設の管理者の経験から、新しい在宅ケア提供モデルを掲げて立ち上げた在宅ケア事業所。

八～一二人のナース（高い教育を受けた看護師と介護士）のチームが、四〇～六〇人の患者さんの訪問看護と身体介護を、自律的マネジメントによりトータルに提供するケア提供モデルである。創立は二〇〇七年。一つのチームから始まり、スタッフと患者さんの信頼を集めて、国内外でさらに成長中。利用者満足度はオランダ全国NO・1。従業員評価による「最優秀雇用者賞」など、事業体としての多数の表彰を受けている。二〇一二年には、全国五〇〇チーム・約五千五百人のナース・介護士・リハ職が、年間約五万人の利用者さんを支えるまでに至った。

スタッフ採用・研修、ケア管理なども全国それぞれのチームが自律的に行うため、人事・契約・保険請求事務などの本社としての管理部門スタッフは約三〇人に抑えられ、その管理費など事業体としての間接経費は約八％（他事業所は約二五％）。利用者あたりのコストは他の事業所の約半分。政府のケア政策全体にも影響を与えている。

話し合ううちに、ヨスさんは「ああ、マサコは地域ナースだ」と言ってくれました。

地域に暮らす人に対して、私たち専門職の立ち位置をきちんとして、何を提供できるかをちゃんと患者・利用者さんたちと話し合った上で、それらの個別のニーズに応えていくことが必要です。そのときに他のサービスとの兼ね合いとか、必要なサービスがまだなかったら、生みだしていく努力をする。それが彼に「地域ナース」と言ってもらった意味合いだと思います。制度の枠の中だけで考えるのではなくて、地域全体として考えたときに、自分たちはもっとネットワークを広げなければいけないとか、そのときの制度から外れた部分も「なかったらつくり出す」勢いで、ヨスさんも私もやってきていた。そこが通じ合ったポイントでしたから、〝地域ナース〟という表現を彼にしていただいたことが、とてもうれしく思いました。

私はその頃、今の日本の在宅ケアの現場で、こうした〝地域ナース〟的な活動がすっかりそぎ落とされていないかと、違和感と疑問を感じていたのです。

というのは、日本の介護保険制度には「介護の社会化」という意味合いが大きく、日本全体の社会情勢から迫られ、いわば「制度の枠ありき」で始まった、一つの大きな転換点だったからです。

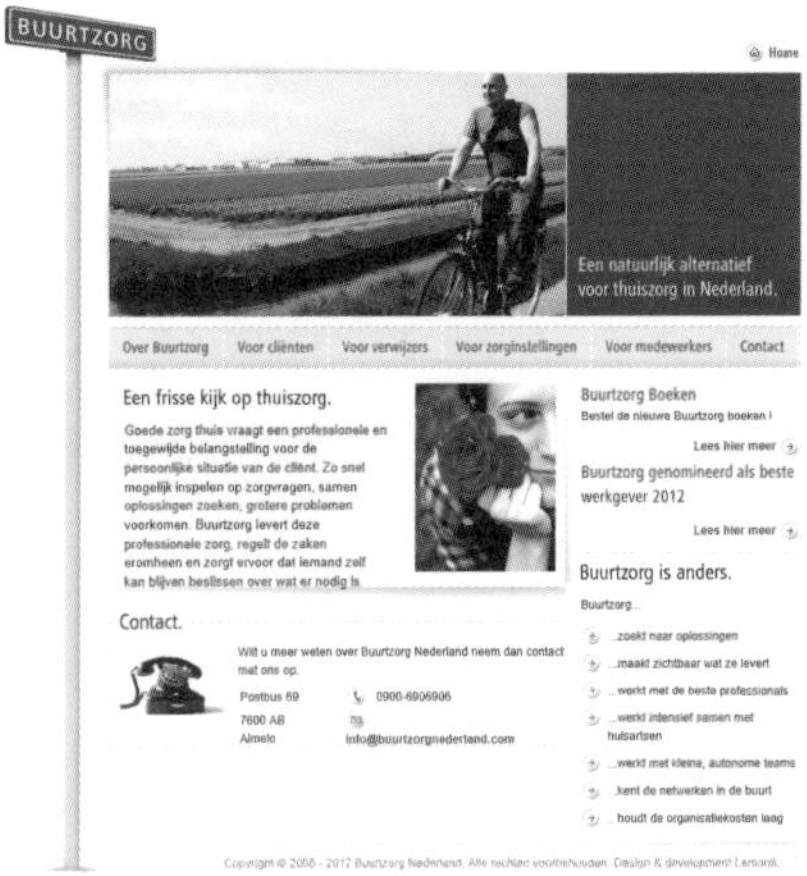

BUURTZORG ホームページ

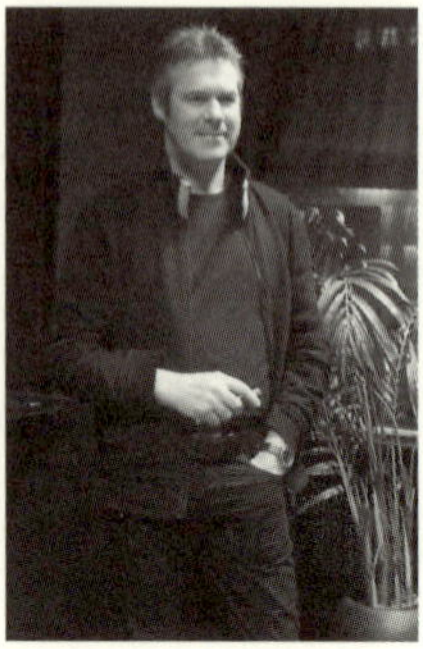
BUURTZORG 代表のヨスさん
撮影◎村上紀美子

ただ、介護保険制度以前にも、障害者福祉の面では自立支援のための個別性に富むケアをそれなりに個別に組み立てていましたし、訪問看護師がケアマネジメントもしていたと思うのです。それが新制度に代わったら、要介護認定を踏まえて、ケアプランを一定の枠にはめなければなりません。そして、ある程度の質を担保するという名目で、さまざまなルールがつくられました。

数あるルールの中で、特に影響が大きいのは「ヘルパー一〇人に対して、サービス提供責任者を一人置く。その人には一定の水準での教育背景が必要」というルールだったと思います。

これには良い面もあったけれども、ヘルパーの中に明らかにヒエラルキーをつくることになりました。その中で、「制度の枠から外れたことをするのは怖い、難しい」ことになり、制度の枠の中だけでの工夫にとどまってしまうわけです。

利用者さんの個別性に対応するために、制度の枠では対応できない、その外に出るようなニーズが生じたらどう対応するか？　それには、制度外のインフォーマルなサービスをつけるとか、例えば「この方には介護だけでなく、医療連携をしなければいけない……」。では看護事業所とつなごう」というように、知恵を絞って対応を工夫できるはずなのです。けれども、多くの関係者が見えないルールに縛られて、〝制度の枠の中に利用者さんを当てはめる〟という作業をしだしたわけです。

そこがとても問題だと感じ、ではどうすれば改善できるのか。私は、その答えを探していました。

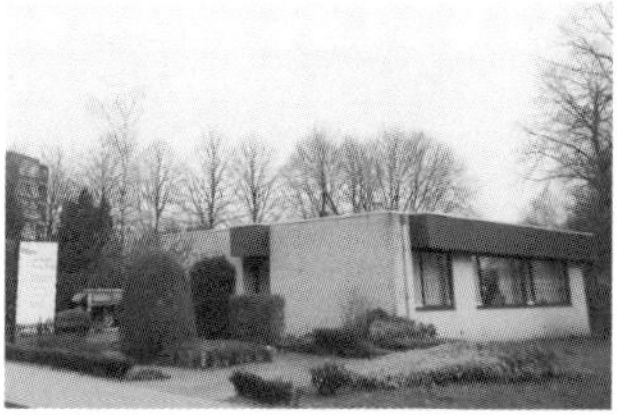
BUURTZORG本社。
こぢんまりしたオフィスです

ヨスさんの話では、オランダでも同じような現象が起こっていたそうです。制度の枠がきつくなり、その枠内での管理化へと多数が流れていく中で、利用者さん、つまり「当事者」には選択権がなく、そのお宅に制度上定められている介護関連のサービスがどんどん細切れに入ってきたり、ヘルパーが必要以上に長時間滞在をしたりというような現場での矛盾が生まれていた。なおかつ組織的には、現場スタッフの上に中間管理職が君臨するという構造になってしまい、やはり結果としてサービスの質は落ちて、現場の意欲も失われていったといいます。

そこをクリアしたいと思って、ヨスさんたち現場ナースは、「BUURTZORG」の立ち上げに動いたそうです。そして、創立以来スタッフも利用者さんもどんどん集まっているというのです。

そんなこと実際にできるのか？ どうやっているのか？ 初めて知ったそのBUURTZORGに非常に惹かれ、実際に見てみたいと思いました。ヨスさんからも「自分たちの様子も見てほしいから、絶対にオランダへ来てください」と言われたわけです。その約束を果たすためもあって、二〇一二年一月に出かけました。

オランダで在宅訪問に同行して

実際にオランダに行って在宅訪問に同行して、たしかにヨスさんの言っていることが現実に起きているということが、実感としてわかりました。

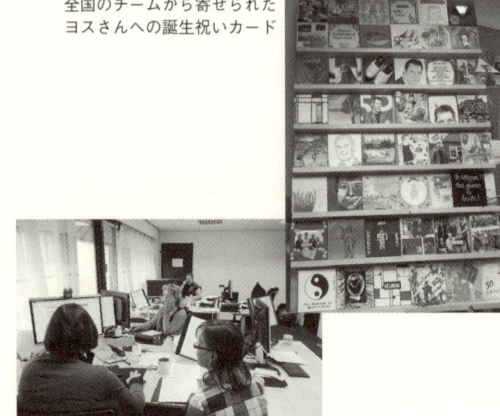

全国のチームから寄せられたヨスさんへの誕生祝いカード

本社オフィス内部。管理部門スタッフは約30人

現場で働いている人たちは、私が予感していた通り、お互いにフラットな関係をまず第一にしています。その組織づくりに心から共感を覚えました。

同行訪問では、私はBUURTZORG創立メンバーのヘッラさんについて、若いスタッフが訪問している様子を二件見せていただきました。集合住宅でした。一人には四〇～四五分かかり、もう一人のお宅では短時間で済むといった具合で、滞在時間もずいぶん柔軟に伸縮していることも印象に残りました。

もちろん日本とオランダでは、国の制度や介護保険の仕組みなどが違いますし、医師や看護師、介護職の教育課程が違います。その違いをわかった上で日本と比較して、日本に何が取り込めるのかを考えないといけないと思いました。

チームメンバーを「顔写真付きカード」で伝える

訪ねたどのお宅にも、BUURTZORGチームの顔写真を載せたカードが置いてあり「うちにはこのチームの誰かが来るのよ」とわかるようになっているのです。良いアイデアだと思いました。利用者さんにとって、そのお宅を訪問してくる人数自体はたくさんいるけど、それが一つのチームで、その一員であると一目瞭然でわかります。

　ある難病の利用者さんは、「BUURTZORGの前に頼んでいたヘルパー事業所より、自己負担のお金は少し多額に払っているけれども、このグループと契約するようになって誰と誰が来るのかがちゃんとわかるし、家族を含めていつも非常によく話を聞いてくれる」と話してくれました。「払うだけの値打ちがあるので、とても満足している」と言うのです。

　日本では、二〇一二年から夜間対応型訪問介護が始まりましたが、それにも大勢のスタッフが関わります。利用者さんにしてみると、毎回違うスタッフが来てケアをされる、それも夜間のことですから、特に「誰が来るのかわからない」「いったい誰に自分のことを相談したらいいのかわからない」という不満が募ることがあります。

　白十字訪問看護ステーションにも、そういった心配をされた利用者さんから依頼がくることがあります。私たちとしても、まず、「うちも同じですよ。担当が一人だけだと、その人が何かあって対応できないと困るので、三人が担当になります」と伝えることになります。ただ、うちのステーションではその三人を固定していますから、利用者さんからは「担当の三人の中の誰かが来るとわかっていれば、安心」と言われるわけです。私たちと同じことをBUURTZ-ORGでも考えていたんですね。それも顔写真

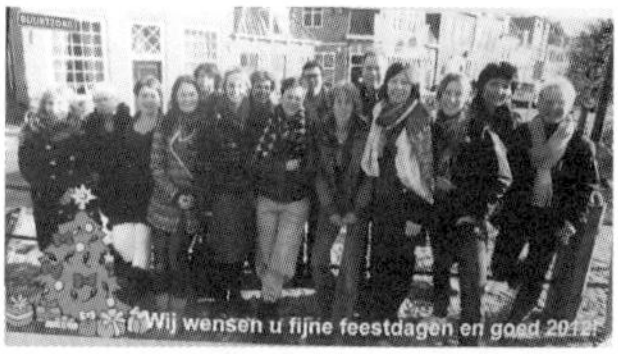

あるBUURTZORGチームの顔写真つきカード（Amersfoortにて）

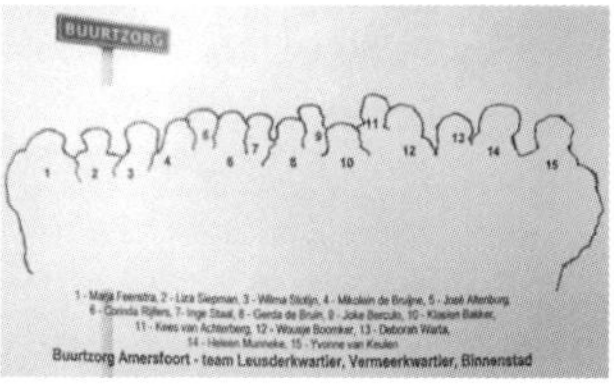

カードの裏側。メンバーの名前がわかるようになっています

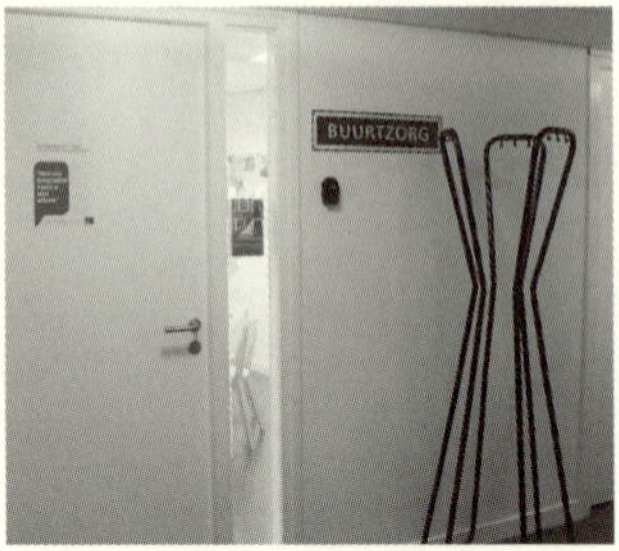

市の建物にあるチーム部屋の入口。ミーティングやランチ休憩などに使う

つきで。

日本の巡回型訪問介護でも、「誰が来ても、同じケアをしてくれればいい」と言う利用者さんにとってはその方式で良いと思います。ただ、高齢の方などで「今日はいったい誰が来るのか……」と不安に思われる方には、この「顔写真付きカードを渡す」方式は、安心感を与えるひとつのモデルになると思います。

細切れでなく、一連のトータルケアで

私が訪問したのは、医療的ケアの多い利用者さんでしたが、訪問スタッフは、医療的ケアとともに、モーニングケアなど一連の作業を全部一人で行っていました。

〝利用者さんの着替えをして、シャワーを使って、食事のことも気にしながら、目薬を差したり、医療処置もする〟というような内容になります。食事の準備といっても、最初から調理をするわけではなくて、まず先に冷凍庫から出しておいたものをモーニングケアが終わった頃合に「どうぞ」とテーブルに出すというようなやり方です。その利用者さんに合わせてのトータルケアをちゃんと考えて、一人ひとりに合わせてやっているのです。利用者さん本人が少々「具合が悪い」と言っても、スタッフが大丈夫と判断したら、「まあ、まあ」と起こして着替えさせて、本人らしいしゃっきりとした姿で一日を始められることを大事にしています。

これが日本なら、目薬や医療処置はナースが

するけど、食事や着替えは介護スタッフがするという役割分担で、別々に行くわけです。訪問看護は九時スタートなので、おむつ交換、朝ごはん、着替えなどのモーニングケアは看護師はあまりやらずに、巡回介護の仕事になりますね。

BUURTZORGナースは、医療的なことはもちろん、身体介護的なことや、場合によっては家事援助的なことまでをミックスして提供しています。かといって変に「あれもして、これもして」と頼まれてしまうあり方ではない(当事者のいいなりにはならない)ところがすごいなあと印象に残りました。

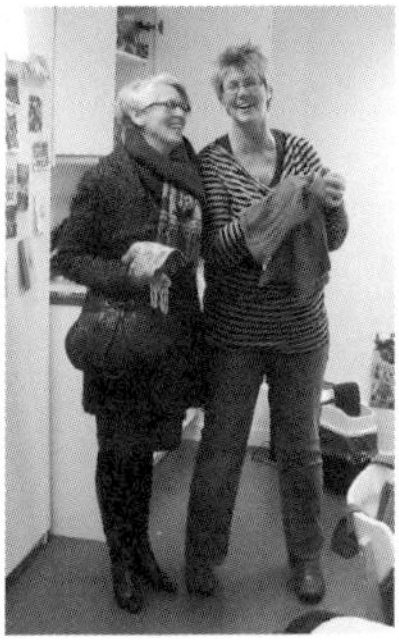
チームの部屋に訪問途中で立ち寄ったナース2名

その利用者さんに必要なものは何かをアセスメントする、本人とも話し合って、そのチームで全部把握し、自律的にマネジメントによって決定し実行していくのです。

チームの自律的マネジメント

低所得者用集合住宅への訪問に同行したときのことです。

その利用者さんはインスリンを毎日打たなければいけない。けれども、視力も落ちているしご自身ではできそうもありません。

BUURTZORGナースに「この方は、オランダの介護保険サービスだけで足りるのですか?」と聞いたら、「実は、介護保険サービスだけでは足りない」と言うのです。でも「サービスが必要だったら、そこの家から費用はもらえなくても、自分たちが回っている範囲内で、ボランタリーで訪問する。実は休日にも誰かが行かないと本人には難しい状況なので日曜日も訪問している」という話で、「それは保険内ですか?」と確認すると、「いや、ボランティアだ」と。

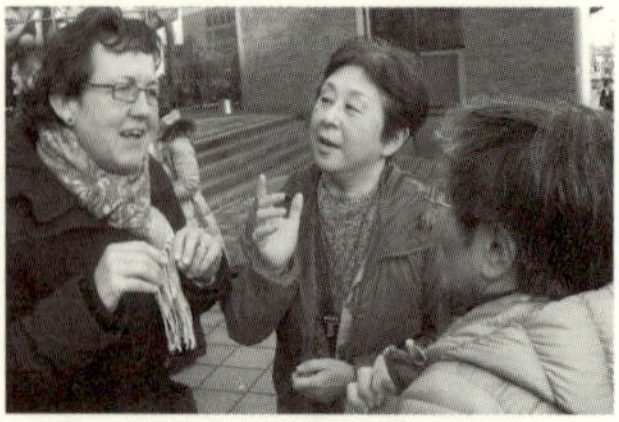

同行訪問したオランダ人ナース（左端）と。中央は中村順子さん。右端は秋山。

　といっても、そのナース一人がボランティアで訪問しているわけではありません。チームで話し合って、この利用者さんの必要なニーズだから「そのタイミングで訪問しないと、この人の生活は成り立たない」という判断のもとで、チーム合意で決めて、必要なだけ訪問しているのでした。

　BUURTZORG チームの自律的マネジメントでは、チームの裁量と責任で、こういうことができるのです。彼らの行動に高い倫理観を感じました。同時に、もちろんそのチームの仕事全体として、ちゃんと成り立っていることなのです。

フラットな関係――「お互いに育ち合っていこう！」

　この BUURTZORG チームの良さとして、私たちが「これはすごいな」と思ったのは、まずはフラットな関係ができていることです。そして高い倫理観、専門職としての立ち位置も。それと、メンバー一人ひとりを個人として大事にしていることで、個人としての利用者さんにもちゃんと相対することができるのだと思いました。

　BUURTZORG の組織内のＩＣＴコミュニケーションもフラットです。組織の中で用いられているイントラネットの仕組みが、世界的なサービスとして運営されているクラウドやフェイスブックなどのようにシンプルで扱いやすいのです。

それを使って、どのナースも臆せずに「自分はここで困っているから、誰か助けてほしい」とか、「こんなことがあったのよ」と発信していきます。するとすかさず、オランダ各地のチームの仲間や先輩格のナースたちから「それはこうしたほうがいいわ」と返事があり、自由に対話しているのです。

ここで重要なのは、自分がちょっと困ったとか、わからないとかいうことを、ナースたちが堂々と表現できるのは、BUURTZORGの文化として「そんなこともわからないの？　ちゃんと勉強しておきなさいよ」という反応がまず返ってこないからです。もし初歩的な疑問やつまずきからの発信であったとしても、それぞれのナースが困っているのは「自分として、ちゃんとしたケアをしたいから」であって、そのめざす目的はみんな一緒です。BUURTZORG全体で、「お互いに助け合って質を上げていこう、お互いに育ち合っていこうよ」という関係になっているからなのです。

その基盤にあるのは、日頃からある市民としての感覚、そしてフラットな関係だと思います。日本のこれからのケアのために大きな示唆を得られた出会いになりました。

第四章　病院と在宅ケアの垣根を越えて

クロストークⅠ
退院調整看護師・宇都宮宏子さんと未来を語る

出会い――こんなすごい看護師がいる！

宇都宮　初めて秋山さんにお目にかかったのは、一九九四（平成六）年にあった、京都府看護協会の訪問看護師養成研修で、そのとき私は受講生でした。訪問看護を始めて、何年目かの研修で、ターミナルケアの講師が秋山さんだったのです。「こんなすごい看護師さんがいるんだ！」と感激したのを覚えています。

ちょうど、医学書院から雑誌『訪問看護と介護』が隔月刊で出始めた頃です。訪問看護ステーションの所長になり、京都で一人悶々《もんもん》としていたのですが、雑誌を見て、「皆、同じ悩みを抱えながらがんばっているんだ」とわかり、まず自分が全部読んで、同じようなことで悩んでいるスタッフがいると、「読んでおいて」って渡していました。

そんな時代に秋山さんの講義を聴いて、「めざせ、秋山正子！」と思うきっかけになりました。訪問看護はいろいろなことができるし、ただやりがいがあるだけでなく、事業展開もできるということを強く感じました。

秋山さんと再会したのは、たぶん、二〇〇六（平成一八）年、厚生労働省老人保健健康増進等事業で、退院調整に関する委員会の場だったと思います。そのときいろいろお話しする中で、実は、秋山さんも京都の病院で働いていたり、私の訪問看護の仲

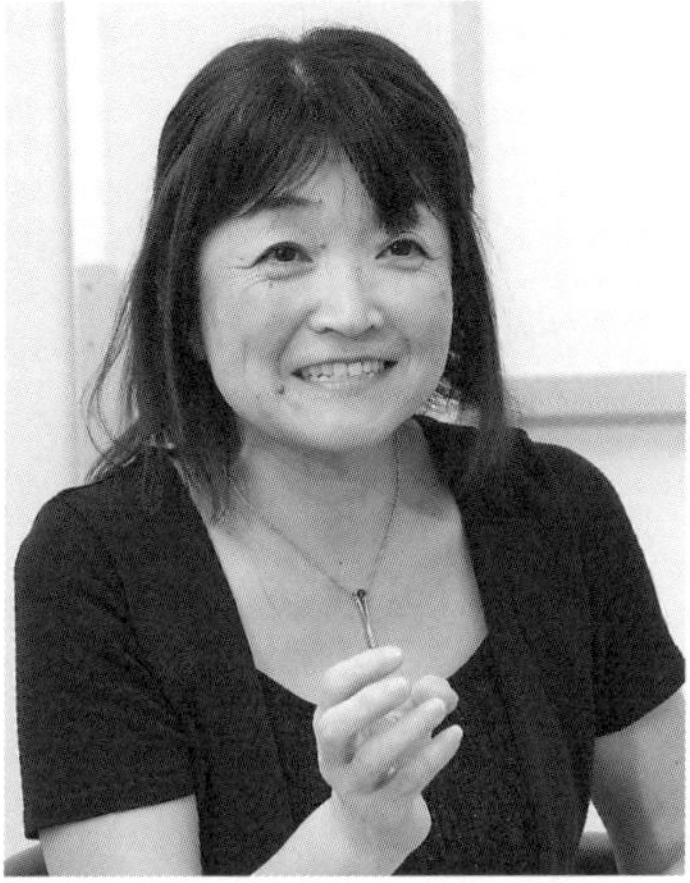

宇都宮宏子（うつのみやひろこ）
1980年京都大学医療技術短期大学部看護学科（現京都大学医学部保健学科）卒。その後，大阪・函館・高松の医療機関で看護師として勤務。高松の病院で訪問看護を経験し在宅ケアの世界に入る。1993年より京都の訪問看護ステーションで勤務。介護保険制度創設時，ケアマネジャー・在宅サービスの管理・指導の立場で働きながら，病院から在宅に向けた専門的な介入の必要性を感じ，2002年7月より，京都大学医学部附属病院で「退院調整看護師」として勤務。2012年春，在宅ケア移行支援研究所「宇都宮宏子オフィス」（京都市）設立。全国を飛び回る日々。

撮影◎神保康子

間が、保健師時代に秋山さんと一緒に自転車に乗って京都の町を回っていたということを聞いて、すごく親近感を持ちました。

原点──在宅の人に看護を届けたい

秋山　私は、一九七三（昭和四八）年に聖路加看護大学を卒業したあと、「第二次ベビーブーム」の真っただ中、京都の病院で助産師として働いていました。病院時代には、二年半ぐらいで副看護師長にならざるをえない状況になったのですが、「自分はあまり管理には向かないなあ」と感じていました。

私は現場での実践が好きで、それについのめり込んでしまうほうなので、全体を俯《ふ》瞰《かん》した管理というのは、あまり得意ではありませんでした。

その後、大阪大学医療技術短大（現・大阪大学医学部保健学科）の成人看護学助手として臨床実習指導を四年間していました。それから再び京都に戻り、看護学校で教員を一〇年しました。この教員時代に、自分の姉をがんで若くして亡くすという経験をしたことが、在宅に目を向けるきっかけになりました。まだまだ在宅分野が未熟だった一九八九〜九〇年のことです。在宅で療養を支えてくれる所を探し、そこで在宅の訪問診療・訪問看護を受けたことで、「在宅の人の所へ看護を届けたい」と、ひたすら思うようになり、一九九二（平成四）年に訪問看護の道に進んだのです。以来、東京の新宿でずっと訪問看護を続けています。

二〇〇一（平成一三）年のことですが、大きな節目を迎えました。母体の医療法人が解散するという事態に直面したのです。

でも、自分のやりたい看護を続けたいという思いから、会社を立ち上げ、それまでと同様に訪問看護が続けられるようにしたのです。それから、訪問看護事業に居宅介護支援、有償ボランティアから発展した訪問介護、ＮＰＯ白十字在宅ボランティアの会と四つの事業を一気に担っていくことになりました。

背水の陣だったのですが、そのとき何をよりどころとしていたかというと、本当に看護が必要な人が目の前にいて、そこに届けられる看護をやりたい人たちが集まっていたということです。スタッフたちの高いモチベーションは、とてもありがたかったです。

宇都宮　それから時代の流れの中で、訪問看護の可能性はさらに広がりましたね。

秋山　病院と在宅は決して対立する概念ではないと思っています。それは病院の看護師にも、最も知っておいてほしいところです。以前は、病院は病院、地域は地域とはっきり考え方が分かれていたように思いますが、どこにいても、〝そこで生活をしている人に対して必要な看護を提供する〟という点では同じです。

また、在宅の概念も変わりつつあり、訪問看護の守備範囲も広がっていて、そこに私たちが届けられる看護は拡大する一方です。

変わりつつある急性期医療——病棟から外来、地域へ

宇都宮　同感です。私は、退院支援や退院調整についての講演で全国行脚するようになって五年ぐらいになりますが、これまで一万人近い人たちに私の話を聞いてもらいました。

この二、三年のあいだに、受講者や同じ思いを持つ急性期病院の看護師が、退院支援のための取り組みにエネルギーを注いでいる姿が見られるようになりました。在宅だけではなくて、急性期病院の看護師も、今までのように病院という〝箱〟の中の、しかも入院患者さん対象の看護から、もう一歩踏み出して地域を見て、自分たちに何ができるか、何をしていったらいいかということに気づき始めていると感じます。

例えば、循環器病棟に再入院を繰り返している患者さんの所へ、退院した翌日に、病棟看護師が電話をして「どうされていますか？」と聞くと、生活のことをいろいろ話してくれたそうです。入院中は全然主体的ではなかったのに、病気を自分のことととして語る患者さんが電話の向こうにいたのです。その看護師は、「入院中の患者さんの姿だけで見てしまってはいけない」と気づき、患者さんの力を信じることにつながりました。

また、京都大学医学部附属病院で「外来・病棟一元化」を始めたところ、病棟勤務以外したことのなかった看護師が、長い経験の中で初めて外来勤務をして驚くのですね。外来通院の患者さんと初めてしっかり話をして、「患者さんって、こんなにしっかりしてるんだ！」と思ったと言います。入院中は、病衣を着た受け身の患者さんしか見ていなかったけれども、一度退院したら、自分の病気のこともきちんと言葉にできるし、わからないこともしっかりと聞ける。「家ではこうやっているんだけど、いいですか？」と看護師に聞いてくる。

秋山　入院中の患者さんは、受け身になっていますよね。私は、在宅で実際の生活の場に看護を提供してきたので、病気を抱えながら生活する人というのが当たり前なんです。そして、相談支援をやり始めて、患者さんが、たくましく生きていることにさらに気づくところがあるわけです。

しかし急性期だと、患者さんの力を信じ切るということがなかなかできないのではないでしょうか。というのは、生命に危険があるという状況で、治療する、安全を守るということに特化しているために、それが患者さんの姿のすべてだというふうに見えてしまうからだと思います。

患者さんと本当に話し合う

宇都宮　私はいつも言うのですが、「病気のこと、病態のこと、老いによってできなくなっていることを、患者さん自身にきちんと返していきましょう」と。

その上で、「あなたはこれからどう生きていきたいのか」、「どこで、どう療養したいのか」ということを、患者さんに確かめていく。一人で悩ませずに、「どんないい方法があるか、一緒に考えようね」「私はわからないけど、地元の訪問看護師さんにも相談してみようね」「担当のケアマネジャーさんにも聞いてみようか」というようなかたちで。「あなたを一人にしない」「あなたの生き方を、皆で一緒に考えていきます」ということを声に出してみると、患者さんには、実はさっき言ったような強さがあって、たとえどんな状態であっても、「自分の人生」として語り、考えていく強さがあるのです。

退院後の患者さんの様子を、病棟看護師に「あの人、こういうふうにして家で暮らすことができているよ」とか、「回復期リハビリでがんばって、家に帰れるようになったんだよ」と報告をすることも、病棟看護師が生活者としての患者さんの強さを知り、自分たちの退院支援が患者さんの生活をつないでいる実感、そして看護のやりがいへと発展しますから。

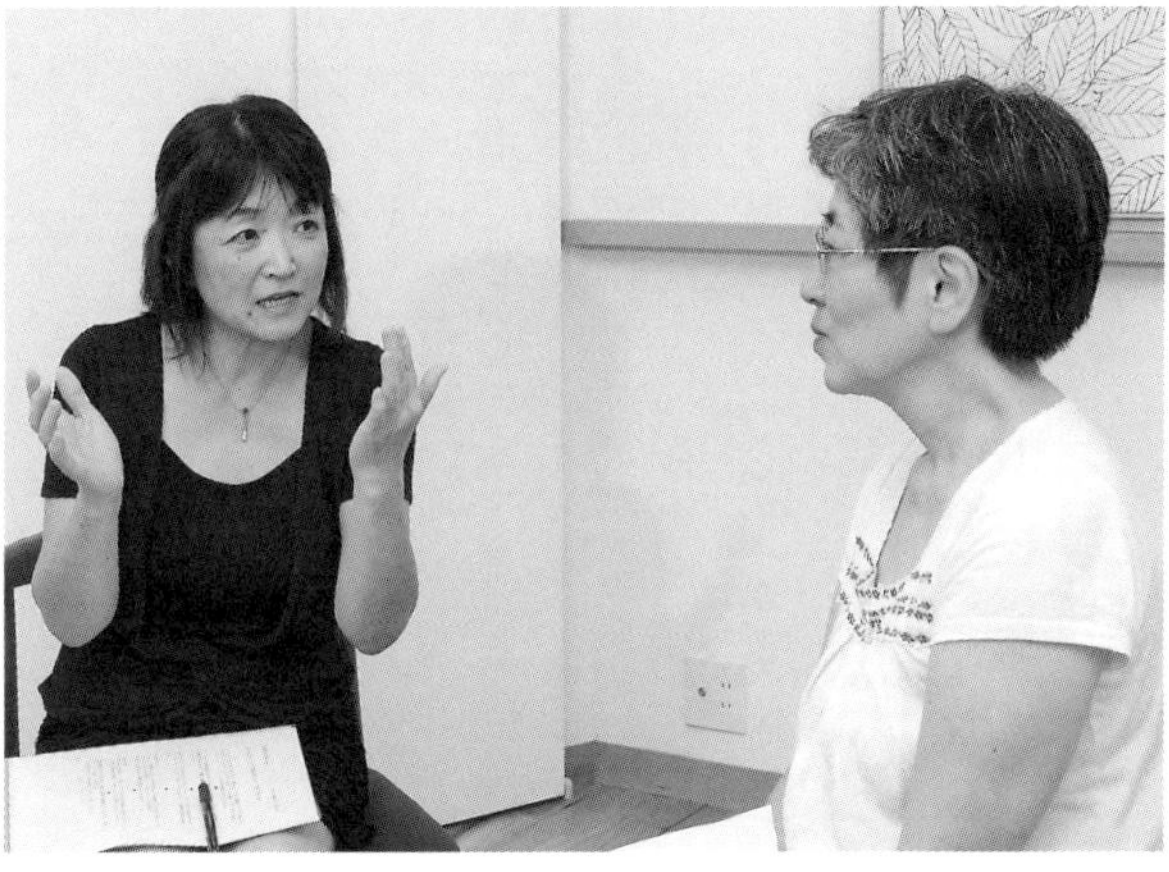

できないじゃないですか。

暮らしや人生もチームカンファレンスで

宇都宮　私は、やっぱり大事なのはチーム医療だと思っています。在宅では、看護師、医師、ヘルパー、ケアマネジャーが別々に訪問しますから、チーム医療がないとできないじゃないですか。

急性期病棟の場合、患者さんがいつも目の前にいるのに、患者さんのことをきちんとカンファレンスする場がないのです。私が講演時に、受講生に「カンファレンスしていますか？　している人は手を挙げて？」と聞いても、きちんと手を挙げるのは一割もいません。「なぜ？　自信ないの？」と聞くと、インシデントレポートについての話し合いや看護計画の修正のカンファレンスはあるけれども、〝患者さんのケア管理や今後の暮らしについて話し合う〟カンファレンスはしていないというのです。

秋山　医師が、臓器別にどんどん専門分化している、あれをまねてしまっている気がします。

宇都宮　病棟の師長や主任、リーダークラスの誰か一人が、患者さんを総合的に捉える視点を持ってナースステーションにいて、「この人、一人暮らしだけど離床進んでる？」とか、「こんなに小さい子どもを家に置いてきて、帰りたいだろうにね？」

と、ナラティブに、その人の人生やその人の人間的なところを思い起こさせるような投げかけをすると、実はそこから看護師それぞれが点で持っていた患者さんの大切な情報を話しだすのです。

いろいろな管理者の方と話をしていて思うのは、「自分たちの病院の看護師にどんな看護をさせたいか」という具体的な意識を持っているかどうかです。そういう意識がある人は、それこそ秋山さんみたいにどんどん視野が広がっていくのですよね。診療報酬がつくつかないに関係なく、「このことをすることが患者さんにとっていいことで、看護師もモチベーションが上げられる」ということがわかってくると、どんどん自分から変わっていく。

“どうしたいか”は、本人に聞くしかない

秋山　退院後を引き受ける訪問看護師として、病院に行って患者さんとご家族とカンファレンスをすることがあります。このとき、病棟の看護師さんたちの思いの中に、「余計なことを患者さんに問いかけて、引き出した結果を自分で引き受けられないから」という理由で、最初からスッと退いている場面が結構あるのではないかと思いま

す。「病気についてどう思っていますか？」「これから先のことをどのくらい聞いていますか？」ということを、私が本人や家族にずばっと聞くと、病棟の看護師さんは、「えっ？」という顔をします。

在宅ケアにはあとがないので、単なる説明をするのではなく、そういうふうに聞いていくしかないのです。もちろん言葉遣いに気を付けて声をかけていきますが、「あなた自身がどう思っているかを、あなたの言葉で聞かせていただかないと……」と、逆を言えば、「まわりにいる私たちはよくわからないから、本人から教えてほしい」というスタンスですので、素直に話が聞けます。

それが病院だと、「私は医療者だから、当然全部知っていないといけない。患者に対して、〝あなたに教えてほしい〟などと言うのは、沽券《こけん》に関わるから聞けない」みたいな意識があるのかもしれません。

宇都宮　患者さんのことを知らないのは許されないという意識があるのでしょう。チーム内でも、一人が飛び抜けたことを聞いてはいけないのではないかという思いもあるかもしれませんね。

秋山　患者さんの本質に迫るような質問をしても、返ってきた答えは決して自分への刃《やいば》とはならないということを、急性期病棟の看護師さんたちに経験してほしいと思っています。

つまり、こういうことを聞いたら、自分が困るような質問を返される、そういう恐れです。それで結局、無難な言葉を選んでいるというか……。いつも患者さんに対してきちんとしたことをしたい、言いたい、だけどそれができないというジレンマの中では、やりたい看護も語れなくなってしまうと思います。

そこを、どうやって乗り越えていくのかを、急性期病棟の中で自立した考えをきちんと発表できる場としての何か、やはりカンファレンスのような機会が必要なのかもしれないですね。

治ることが望めなくても、人生の大事な時間は続く

宇都宮　患者さんの病気を治し切ることができれば、「よかったね。退院だよ」と、どんどん言葉が出るのですが、もう治癒はしないけど、障害を持ったままでも帰ろうねという状況下で、患者さんの生きる時間、生活のための道案内をすることこそ看護師の大事な役割です。「医師からのバッドニュースをバッドニュースで終わらせない

看護」ができているか。

現状では、患者さんだけでなく、看護師たちにとってもバッドニュースになってしまっていると思うのです。医療にとっては敗北かもしれないけれども、患者さんにとってはそのあとも大事な時間ですから、決してバッドニュースにしてはいけない。そう思えるようになるには、秋山さんが言っているように、患者さんの語りを引き出すことで「思いのほか患者さんは大丈夫だ」ということを経験していくと、変わっていけるのだと思います。

私は、それをチームでやろうよと言いたいのです。それには文化がいるのです。そこで、看護管理者が何をめざすかということが、とても大きいのだと思います。

看護管理者に、看護師主体の退院支援の取り組みを先導した理由を聞くと、「看護師に生き生きと看護をさせたい」という答えが返ってきました。〝そのことが診療報酬につながらないことであっても、患者さんに必要なこと、大切なことをする〟。看護管理者がそういう意識を持てば、間違いなく看護が発展していきます。京都大学医学部附属病院の任和子前看護部長（現・京都大学大学院医学研究科人間健康科学系専攻教授）とはそういう話をしていました。

秋山　そして、結果として診療報酬などの評価にも反映されていくのですね。

病院でない外来――「暮らしの保健室」・マギーズセンター・健康増進外来へ

宇都宮　最近、外来がとても重要だというのは感じています。高齢の患者さんに対しても、入院医療が良い選択なのか。在宅医療を導入して入院を回避することが、患者さんのQOLを維持することも多いのです。そして、特にがん患者さんの治療は、ほとんど外来にシフトされていて、入院しないですよね。

今までは入院しているときにチーム医療とかチームカンファレンスとか、いわゆる〝インフォームド・コンセント〟の場面があって、しっかり患者さんの話が聞けていて、そこである程度の方向性を決められたのです。でもそういう場面が外来にはなくて、患者さんは一人で孤独に病気と向き合っています。家族にも言えず、一人背負って帰って行きます。そこに誰かが気づいて、院内・院外の必要なリソースにつなぐということがとても大事です。病院とは別に秋山さんの「暮らしの保健室」や、イギリスのマギーズ・キャンサー・ケアリング・センターのような場所があることは、とても大事だと思います。

秋山　一関市国民健康保健藤沢病院の佐藤元美先生と松嶋大先生が書かれた『健康増進外来』（二〇一一年）で紹介されているのですが、藤沢病院では、相談に来た方に、どういうふうに生活していきたいかということを看護師が一時間かけてゆっくりと聞き取りながら、次の一か月の目標を一緒に立てています。

そのことによって、看護師自身も今までやってきた「こうあらねば」式の保健指導から脱却していく。相談に来た方も、自分らしく生きるためにこの病気とどう折り合っていくかを考えて、「この点はがまんしよう」というようなことを自分で決めていける。

これからは、同じ病気を持つ高齢者でも抱えている問題が違う人が増えてくるし、自分の事情や好みを主張する人も増えてくるでしょう。最後に残る生活習慣病、その悪化を予防していくことで介護予防にもつながるし、いろいろな病気の早期発見につながるという、その外来のあり方を看護師を信頼することで始めたのです。これもひとつのモデルだと思います。

未来へ——病院も在宅も垣根のないケア

宇都宮　私は、やはり入院病床はもっと減らしていくべきだと思うし、医療が生活の場に入っていく時代だと思います。〃地域での生活を補完する病院医療〃というものに進化していくときです。

そのために、今の時期にやらなければいけないのは、入院医療の対象者だけを見ている看護の視点をまず外来に向けていくこと。診療報酬点数がつくつかないの問題ではなく、外来の患者さんに何をしていくか。そのためにどのような仕組みや教育が必要かを考えるということを広めていく。

その先で、病院と地域や在宅とのあいだの垣根をはずして、例えば新宿区という地域、京都府という地域で看護に何ができるかというふうに発展させていきたいと思っています。

そして、その成果を何でみるかというと、平均在院日数や再入院率などの数字で出る成果やアウトカムではなく、患者さんのQOLであったり、「家で暮らしたい」「家で最期を迎えたい」という望みであったり、患者さん側の希望がどこまでかなえられたかという点での評価をすること。

そして、患者状態別に〝看護マネジメントの体系化〟と〝多職種との協働のあり方〟を見えるようにしていきたいと思っています。それが私の看護師としての最後のライフワークだと思っています。

秋山　私は、今の後手に回っている看護が気になるのです。胃ろうの問題にしても、吸引の問題にしても、医療として重装備になっていますが、その間のプロセスでケアによって防ぎようがあったはずだと思っています。もっと看護としてできることがたくさんあるということを言っていかなければいけない。そこはなかなか評価されない部分ですが、予防というところに言及することは、本当は医療費の節減にまで私たちが関われるのではないかと思っています。

老衰のパターンでは、実際は決してミゼラブルではなく、いわゆる医療――薬をたくさん使ったり、医療処置満載ということ――はなくて、最期を自然に見送ることができるという事実が在宅、もしくは在宅に近い〝家〟で行われているわけです。

そういうかたちで人を送っていける世の中、つまり病院も施設も、訪問看護＝在宅も、何の垣根もつくらないで一緒に手を組んで、ケアとして行っていくことができれば、もっといいと思っています。

宇都宮　長年の〝箱の中の看護〟だけを徹底してやらせた教育の結果、見えなくなっていることもあります。もう一度地域に戻っていくというか、患者さんは生活をしている人だという看護の基本のところに教育も戻っていかなければいけない。急性期の現場も、そこを意識した実践現場でないとわれわれの老後も安心して送れないと、自分のこととしても考えています（笑）。

秋山　エンド・オブ・ライフ・ケアの担い手は、看護だと思います。とても期待されていると思うし、それに応えられる看護師でありたいなととても思います。

クロストークⅡ
訪問看護空白地に旗揚げした横山孝子さんを訪ねて

栃木県の那須烏山市は人口二万九〇〇〇人。高齢化率は二〇一二年現在28・7％、二〇一四年には30％を超える見込みと高い状況ながら、24時間対応の診療所がなく、稼動している訪問看護ステーションも県内で唯一ないという在宅ケアの空白地域でした。自然、地域病院の医師たちの理解も乏しく、またケアを実際に必要としている利用者さんにとっても、「訪問看護って何？」という理解の状態から、地域で一つの中核病院を退職し、訪問看護ステーション開業を果たした横山孝子さんの手さぐりでの在宅への挑戦は始まりました。（二〇一二年七月二〇日収録）

横山則男専務　本日はありがとうございます。社長（妻・孝子さん）は今、訪問の帰路との連絡を受けていますので、少しお待ちください。

秋山　今日は皆さんにと，『ＳＴＯＰ熱中症』キャンペーン（「教えて！『かくれ脱水』委員会」http://www.kakuredassui.jp/）のポスターと，夕張メロンをお持ちしました。お金をかけずにがんばっている「夕張希望の杜」の香りをお裾分けしたくて（笑）。

この地域は，「あい」さん創立以前には訪問看護ステーションがなかったとのことですが，地域の病院自体も少ないのですか？

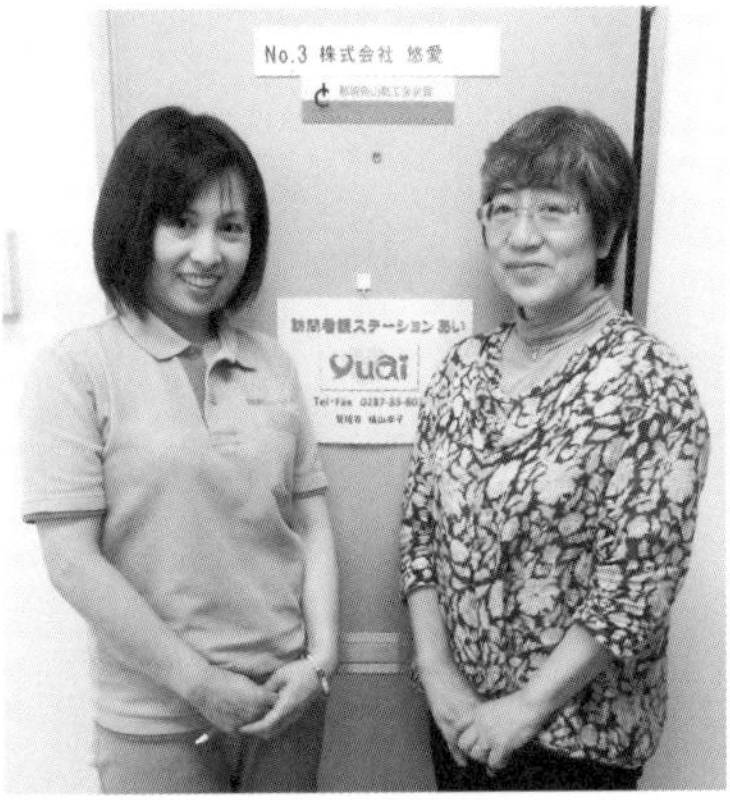

横山孝子（よこやまたかこ／写真左）
群馬県邑楽郡出身。1986年前橋赤十字看護専門学校卒。芳賀赤十字病院勤務後，1998年より那須烏山市の地域中核病院である那須南病院で看護師として勤務。同市の在宅医療があまりにも不足していることに危機感を覚えたことをきっかけに在宅ケアを志し，メーリングリスト「在宅緩和ケアとちぎ」での交流を契機に，白十字訪問看護ステーションで開設前研修を受ける。2012年5月株式会社悠愛設立（代表取締役）。訪問看護ステーションあい開設（管理者，ケアマネジャー）。那須烏山市消防団女性第2部（メディカルサポート部）部長も務める。

横山専務　中核病院が一つと、あとは診療所が点在している程度です。訪問看護ステーションは、事業所として県に登録しているところは幾つかあるのですが、結局活動されていないので、独占状態になっています。あ、社長が帰ってきました。私は代わって診療所回りに外出しますので、あとはバトンタッチしますね。

「訪問看護って何だ？」の〝空白地帯〟でスタート

横山　遠いところまで、ありがとうございます！

秋山　だんなさんが専務としてサポートされているんですね。

横山　そうなんです。彼はもともと医療事務の経験があって、私が経営方面に疎いのでとても助かっています。ただ、帰宅してから家庭の会話で「社長、きょう訪問は何件ですか？」「六件です」「よしよし」となったり、「きょうは訪問二件だったよ」「えっ。社長、ずっと帰ってこなかったあいだ、何やっていたんですか？」「利用者さんのところの様子観察と病院回りで……」「……。」のような会話になるのが、ちょっ

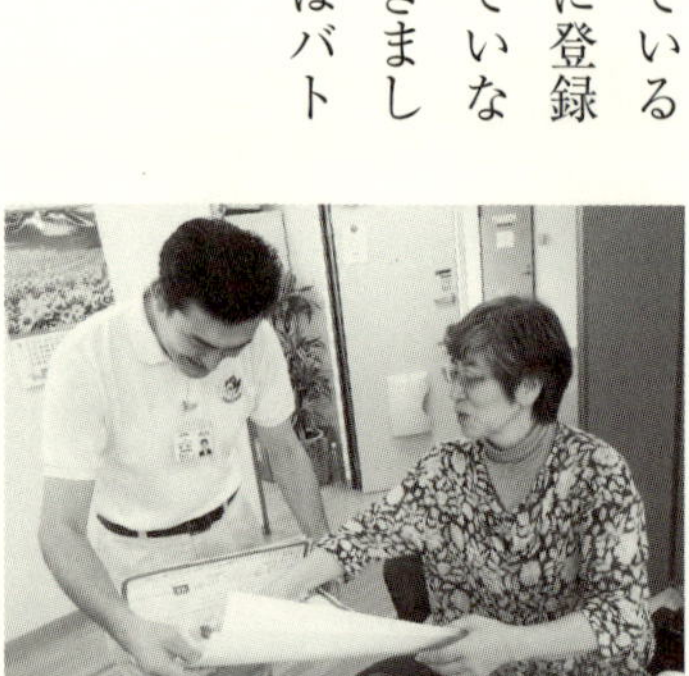

と（笑）。

秋山　それは「管理業務」と言えばいいんですよ（笑）、地域の健康を守るためにも、ステーションの経営のためにも重要なことですね。この話はあとでまた触れるとして、今、スタッフは何人になりました？

横山　パートで入ってくれるスタッフが二人で、その時間を調整しています。ぎりぎり二・五人で始められたというところです。

もともと訪問看護がずっと導入されてなかった地域なので、地域の病院や診療所の理解を得るために、そもそもサービスの概要から説明を始めないといけないですし、この地域の在宅ケアの実際を支えてこられたケアマネジャーさんたちからは、「訪問看護は何をどこまでやってくれるんですか？」という質問を寄せられています。幸い、地元紙の下野新聞が開業のことや訪問看護のことを何度か取材してくれて、掲載されたのが後押しになって、ケアマネさんたちのネットワークからつながって、その会合にお邪魔させてもらったりして交流できるようになっています。その機会が勉強会でもあり情報交換会にもなっていますね。

この地域では今、看護師であるケアマネさんは二人なのですが、介護職を基盤とされているケアマネさんたちもその新聞記事を見て、〝訪問看護が来るぞ〟ということで刺激を受けられたようです。

秋山　横山さんには、本来の訪問看護業務だけではなくて訪問看護そのものの広報役・説明役として、地域の皆さんに伝えてゆく役目があるということですね。

横山　本当にそうです。大きな問題なのが、医師たちが在宅ケアについて知識としてはご存じであっても、実際にどういうふうに私と関わったらいいかが全然わからないみたいで……。私自身、病院勤務が長かったですから、先生たちがお忙しいのはよくわかっているので、まさに一件ずつ、お一人ずつ自分たちから説明とお願いに回っています。例えばA診療所がかかりつけの方が、退院後にはその先生にお願いしたいという話になったら、その診療所の場所を探して訪ねて行って、「ケアマネさんから依頼された、あるいは利用者さんからご依頼があって来ました。私は訪問看護師としてこんなケアができますから、指示書を書いていただけませんか」とお願いするというように。先ほども看取りのお願いをケアマネさんも同席していただいて、お話ししてきたところです。今日はまた別の利用者さんのところから、「いよいよトイレに歩いて行けなくなっちゃった」という相談が朝五時頃舞い込んだのですが、それもケアマネさんに事業所が開いた時間に電話したら、すぐに対応してくれて、「土日が不安ですから、こういうサービスを入れました」というようにつながっていて本当に助かります。

秋山　介護保険制度スタートから一二年たって、この地域で起きていた介護の流れを、訪問看護師の横山さんがケアマネさんから伝授されて、今フォローされている最中なのですね。

横山　そんな感じです。私がもともと務めていた地域の中核病院の退院支援室も、これまでの経緯からケアマネさんを絶対的に信用しているので、私が直接行くのだと、門前払いではないけれど、きちんと対応してもらえない場合もあるのですが、ケアマネさんから話がゆくとスムーズに受け入れてくれるんですね。上手に付き合わないといけないなと思っています。

秋山　平成二四年の診療報酬の保険点数改定で、看護師だけ呼んでも病院は加算がつくようになっていますね。でも、もちろんこの地域ではそもそも訪問看護がなかったにせよ、今まで二年間、看護師を呼んでも病院の収支としては何の得にもならなかったので、習慣的にケアマネを呼べば加算でレセプトチェックできるという、それを引きずっているかもしれないですね。

在宅では〝逃げ場がない〟ことが楽しい

秋山　横山さんはご自身がこの地域に長く住んでいて、しかも地元の病院にずっと勤めてこられて、その組織の中から見えていた景色と、いざ訪問を始めて、今見えている景色の違いが新鮮でしょうね。

横山　病院にいたときには〝逃げ場〟がたくさんあったなと、強く感じます。「この件は大変だから他の人に任せてしまおう」「この人の話を聞くのはいま厳しいから後回しにしよう」とか……、それで実際に逃げているということでもなくて、他の業務に追われていたのが事実でもあったので、できなくても仕方なかった、向き合わずに済んだということもいっぱいあったと思うんです。「この患者さん気になるけど、担当は自分でなく誰々さんだから…」というようなことで自分を納得させたりとか。

そうして看護師を続けてきて、ただ一番大事なのは患者さんでありご家族だという思いは、病院にいたときから二〇数年ずっと変わらないつもりでできていました。ところが在宅に出てみたら、目の前にいるその人に何かできるのは私しかいない。〝逃げ

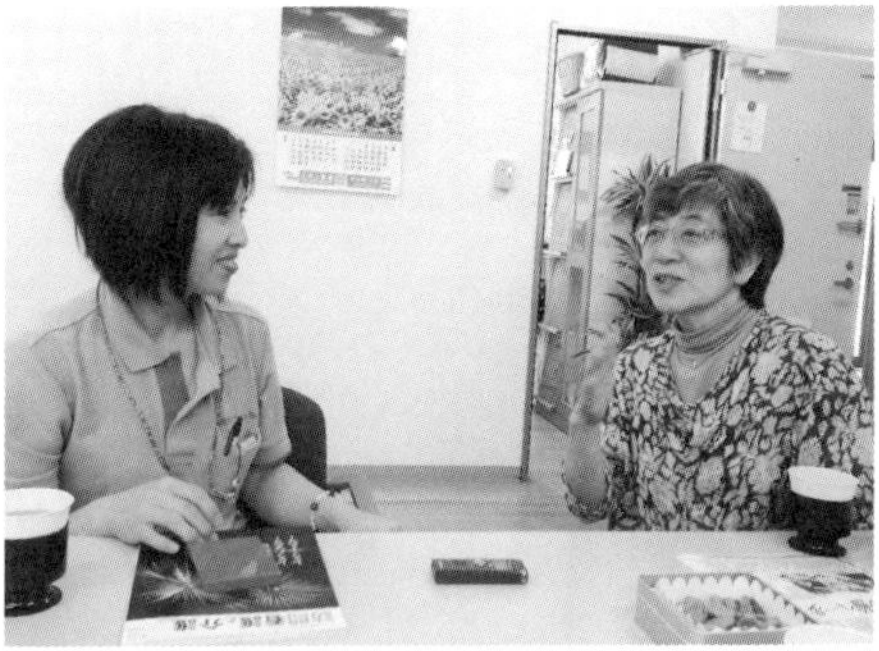

場〟はどこにもないんですね。ずっと患者さんが好きでご家族の話も誰よりも聞いてきたつもりでいたんですが、病院時代はまだまだだったんだと気づかされました。だから、私は今在宅でとても楽しいんです。

秋山　〝逃げ場〟がなくても？

横山　はい。逃げ場もないし、言い訳する相手だっていないから、そもそもそうしたことを考えないというか……うまく言えないですけれど、私がやりたかったことが、本当にここにあるなって。

秋山　それって、すごいですね。

横山　まだ駆け出しの身で恥ずかしいですけれど。振り返ると、私がまだ二〇代の頃、がん末期の入院患者さんで、その息子さんから「一日でもいいからうちに連れて帰りたい。おやじが帰りたいと言うから」と相談されたことがありました。当時、ごく普通の光景だった〝スパゲッティ症候群〟で管だらけの病室でしたから、私から見ても「退院なんて無理に決まっているじゃない……。でも一日でいいなら、帰れるんじゃないかな」と思ったのが、今に至る原点です。まだ訪問看護が世間で全然知られていない頃でした。

そこで、仲の良かった新人医師に「先生、その人を私は帰してあげたい」と声をかけたら賛同してくれて、私は看護師長を、その先生は医局長を説得して、自分が付き添ってゆくという条件で、本当に一日だけ実現できたんです。結局その日のうち、真夜中三時頃に救急車で病院に戻ってこられたんですけれどね。でも、それでもご本人も息子さんたちもすごく満足されていたんですよ。その様子を見て、「おうちに帰るって、すばらしいことなんだ。病人だから、病院にしか居場所がないと思うのは、違うのかな……」と初めて考えるようになりました。

その後は、ずっと自分の結婚や子育てが忙しい時期に差しかかって、ゆっくりそのことを考える時期がなかったんですが、ある程度の歳になってきたら、また〝自分がやりたいことって、何だろう?〟と思うようになって、「五〇歳までには何とか在宅ケアに携わりたい」と思い定めるようになりました。それで、あちこちの勉強会に行ったり研修を受けるうちに、訪問看護への志望が明確になってきたんです。

在宅医療に関わっていくために

横山　昨日は、ある診療所の先生が「実は、難病の方の受け入れ相談がきていて、でもそうすると訪問看護師さんが要るし、この地域だと横山さん一人に二四時間対応という話になるから、自分はいい返事ができないんだよ」という話をしてくださって。「私のことを心配してくださっているんですか」と聞いたら、「そうだよ。あなたがひとりで看るのは大変だよ。しかも難病の患者さんはその方だけじゃないんだ。いっぱいいるんだ」という地域の実情を話してくれて。「でも私、ご依頼があれば大丈夫です。がんばりますよ」という返事をしたんですが、「そういう問題じゃないかもしれないよ」と、やっぱり医師の側の懸念はぬぐい切れないわけです。

在宅って深い世界だというのをどんどん感じますから、まずは二四時間をやってくれるスタッフをあと一人確保できれば、医師も「あれっ、横山さんだけじゃないな ら!」と選択肢に入れてもらえるだろう、訪問看護を広げてゆけるだろうと思って……。

元いた病院の院長先生にも、その病院訪問中に呼び出されて「そんなに病院に来ていて大丈夫なの？」と心配してもらったりしました。悪意どころか、私に対する善意や心配が背景にあるから、自分のやりたいことが広げてゆけない部分があるという現実も知らされているところです。

秋山　はじめて横山さんにお会いしたのは、「キャンナス新宿」の集まりでしたね。とにかく「今自分が訪問看護を始めないと誰がやるんだ?」と、とても勢い込まれていて(笑)。「もちろんそれはとても素敵なこと。そのために在宅医療に関わってゆくには〝ネットワーク〟が要るのよ。その地域のことを深く知らないとね」というような話をしました。そのとき、逆に私のほうが栃木の情報をいっぱい持っていて、びっくりされたんです。

横山　そうなんです。そのお話を聞いて、地域のお祭り実行委員や女性消防団にも入りました。何かあれば地域のボランティアにも顔を出すようにして、私のことを覚えてもらえるようにして。またそのときメーリングリスト「在宅緩和ケアとちぎ」に秋山さんの紹介で入会しました。初めてそのメンバーの集まりに、誰も知っている人がいない状況で参加したとき、「ああ、秋山さんから紹介された人だ」ってすぐ何人にも言われて歓迎していただいたのが、ありがたかったと同時に不思議だったんです。申し訳ないんですけれど、それまで秋山さんがどれだけすごい先輩なのかというのを、よく知らないままお世話になっていたので……。その後、いろんな機会があることに気づかされて、本当にすみませんでした（笑）。

そのメーリングリストでのやり取りでも、そうして私がいざステーションを立ち上げると言ったときに、「まずは実際に修業をしなさい。せめて一、二年は、どこかで訪問看護を経験しなきゃダメよ」というアドバイスを何人にもいただいたんですね。それはわかっているんですけれど、私は今やりたいと言って、無理やりのように立ち上げたので……。研修を受け入れていただいてありがとうございました。

秋山　とんでもない。私も背中を押してしまったので、いくらか責任があると思っています（笑）。私にとっても、こうして横山さんのような方とつながっていける、醍醐《だいご》味《み》のようなものがやっぱりありますよ。私が楽しいのは、自分で管理して教えて、その結果どうというのではなくて、あちこちに呼ばれて講演させてもらったり、こうしてお邪魔させてもらって、きっかけとして種をまかせてもらって、あとはそれぞれの地域の人たちが独自にがんばって自立して成長されてゆく、それを見守りながらつながってゆくことです。こういう関係を〝はぐくみ〟と言ったらおかしいかもしれませんが、そんな気持ちでいます。看護師の世界には、ついゴッドマザーふうにベテランが組織なり人なりを全部抱え込んで、すべてを自分流で染めてゆく雰囲気があるようにも感じるのですが、それはちょっと違うかなと思っているんですよ。

横山さんから先ほど聞いたお話で、逃げ場がなくて大変なのかと思ったら、「いや、それが自分にとっては楽しい」と言われた、まさにそこですよね。自分で自分を追い込みつつ、そこに看護の醍醐《だいご》味《み》を感じていく、そのさまというのは、もう私がどうこうではないんですよ。横山さんたち自身の力です。それが一番大事なんじゃないかなと思うんです。ケアやケアリングそのものは、相手の力を引き出して伸ばしていくことであり、どうしても手伝わなきゃいけないことだけは手伝うけれども、あとは身体を治したり心を癒す自分の力を引き出していくということだと思うので。そして、それが看護の本質だと思うんです。

「調整」の役割を手放さないように――
〝初期投資〟としての地域ネットワークづくり

秋山　訪問看護は「何件訪問していくら……」という世界ではあるんだけれども、そうじゃなくて、訪問前後の準備から記録まで含んだものが管理料も含めた値段である

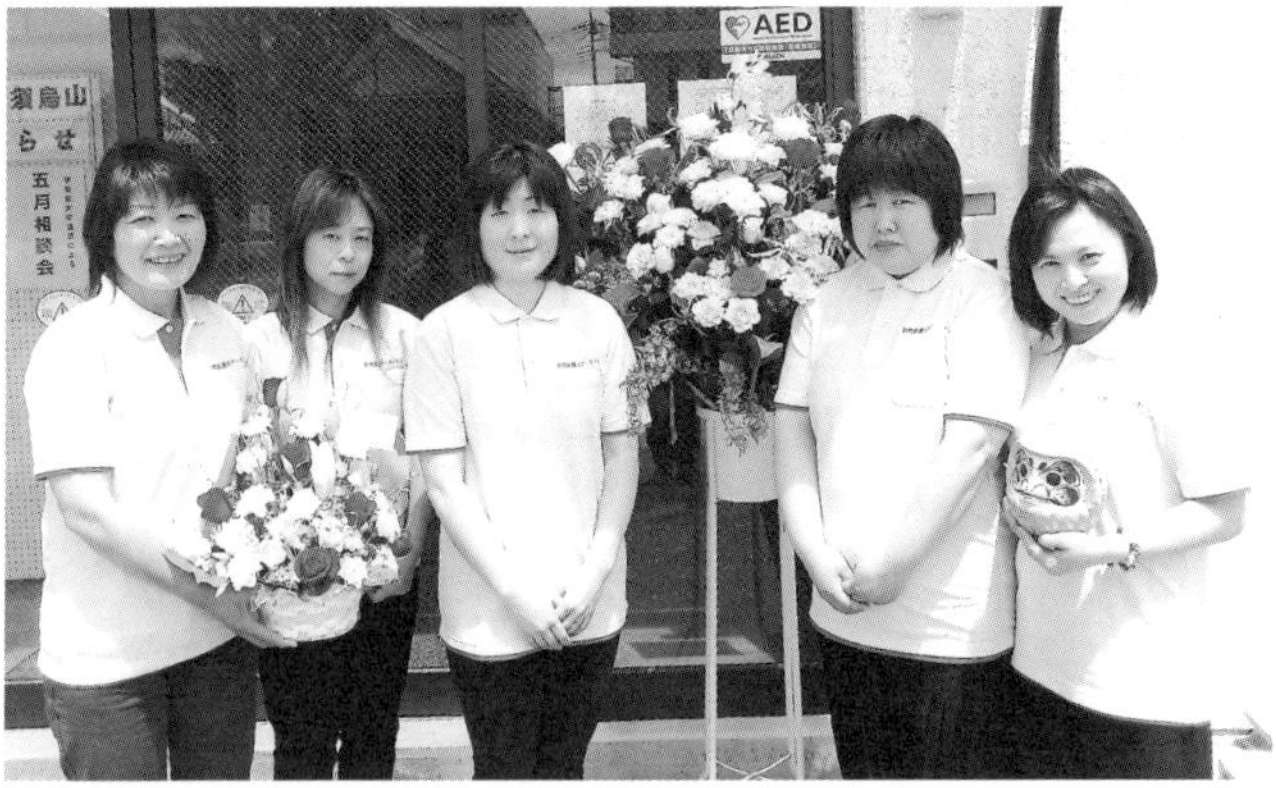

「訪問看護ステーションあい」スタッフのみなさん
右端が横山孝子さん。〒321-0268 那須烏山市金井二丁目5番地9号
ベンチャープラザ那須烏山オフィス No. 3　TEL・FAX. 0287-83-8035

わけです。極端な話、直接時間を取って面談するのでなく、報告書一枚渡してあとは電話やＦＡＸ、時にはメールなどで医師と連絡するだけでも済むかもしれないわけです。でも、それだけでは務まらなくなってゆくのが在宅です。だから、いわば〝初期投資〟として、横山さんが今まさにされているお金にならないような努力――地域での人間関係を築くことが必要なんだと、周囲の皆さんにもそういう説明をされたらいいと思いました。

とにかく開業して最初の二か月はとにかく出費ばかりで収入はないし、一番しんどい時期だと思うんだけれども、ただ待っているだけでは理解はされませんから。

また、今は介護保険制度下の訪問看護だということで、各種の調整の役割まですべてケアマネさんにゆだねてしまっている訪問看護師たちもいるんですが、機能としてこの「調整する」という役割を、私たちは外してはいけないと思います。特に医療との連携の中でそれはとても重要な役割になります。訪問看護そのものの技術的な提供だけでは、その価値が薄まると思うのです。

ただ、病院側からみたら、施設を出て在野に出て行ったばかりの人材が院内をうろうろしているのは目につくし、心配をもしてくれているわけですよね。来年、横山さんが開業してからちょうど一年たった頃にでも、病院にお礼がてら、「私はこの地域でこのような事業を展開して、一年間で何人の方を看取って、ここの病院とはこういうふうに連携をさせていただき、大変ありがたく思っております。これからもどうぞよろしく。私は在宅に帰れる人がもっと増えることをすごく希望しています」のような、報告会の機会を持てるといいですね。

最初の開業にあたって地元メディアが扱ってくれたのはとてもタイムリーでラッキーでしたから、次は、自分の実績の中からまた地域に還元してゆく、戻しながら信用を得てゆくようにする。そのために日頃きちんとメモなどをして日々の利用者さんの記録を残せるようにするのがよいかもしれません。その事例数の多い少ないが重要ではなくて、一例ずつをきちんとまとめてゆかれたら大丈夫、理解されると思いますよ。大事なのは、地域の一人ひとりの利用者さんの顔がみえる関係づくり、いわば〝地域づくり〟ですから、在宅で必要なのは数をこなすというようなことではないわけです。

横山　はい。やってみますね。下野新聞は、その後も地域の女性消防団でメディカルサポート部をつくって活動していることをまた地元記事にしてくれています。

秋山　ばっちり〝地域づくり〟にはまっていますね（笑）。がんばってくださいね。

横山　がんばります。きょうは本当にありがとうございました！

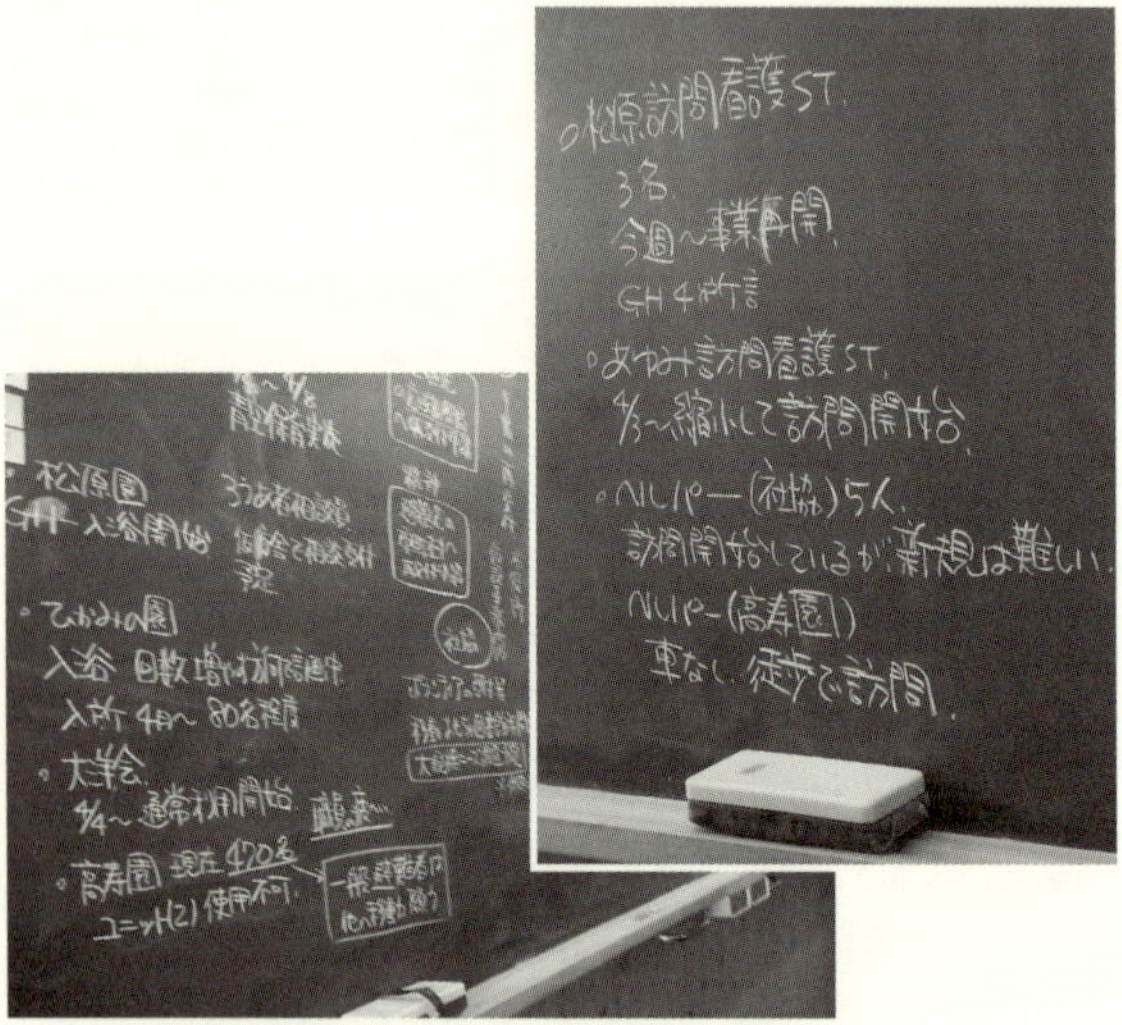

○松原訪問看護ST.
3名
今週〜事業再開.
○あゆみ訪問看護ST.
4/3〜縮小して訪問開始.
○ヘルパー（社協）5人.
訪問開始しているが、新規は難しい.
ヘルパー（高寿園）
車なし、徒歩で訪問.
○松原園
○ひかみの園
○高寿園

東日本大震災後，陸前高田市での支援会議(13 頁)にて
資源の乏しい中，手書きの板書が役に立ちました

エピローグ――物語は動く

在宅ケアの関わりは、ランナーと伴走者の関わりにも似ています。ランナー（利用者さん）が一歩一歩踏みしめてきた、本当に一人ひとり個別の物語を語ってもらい、紡いでもらい、そしてそこに伴走します。そのプロセスを経て、一人ひとりの物語が再び動き始めるのです。訪問看護師は伴走する中で、そのさまを見ることができます。

人は決して「生きてきたように、亡くなっていく」ばかりではありません。息を引き取るその瞬間まで、また新しい物語を紡いでから旅立たれる人がいます。その物語に新しい章を書きだしたところで、次の世代にバトンを渡していく人もいます。また渡されたバトンをどう引き継ぐのか、さらに誰に渡すのかは、それは受け取った人が決めればよいことなのでしょう。

そんな〝いのちのバトン〟が引き継がれる場に居させていただける幸せを、どれだけ感じてきたことか！

そこに立ち会えるのは、たとえわずかな時間であっても、その人の人生に関わり、その人の物語の登場人物になるということ。在宅での看取りの場面は、その人が人生の物語の最終章を生き切る、大切な時間です。

フラットな関係から生まれる共感

一人の人間の看取りに、丁寧に関わらせていただくと、訪問看護師も医師もヘルパーもケアマネジャーも皆、一段と成長します。利用者さん、ご家族と共に、その人を見送ったことを振り返り、学び合うことで、在宅ケア実践の評価と言ったことだけではない、人の死に関わることの意義と、その深さを学ぶのです。

それはまさに、人生の先輩に教えられる経験です。決して「ケアする人―される人」の関係ではない、お互いが人としての同じいのちの重みを共有する。そんな〝フラットな関係〟への共感がこのとき育つのではないかといつも思います。

この共感がなかったら、在宅での看取りであっても、病院・施設での死の迎え方と同じく、次々とただ死ぬ人を見送るだけの流れ作業になってしまうのではないかと危惧しています。在宅ケアに関わるさまざまな専門職が、それぞれに感じているところではないでしょうか。

また、この共感から地域の医療・介護専門職のつながりが生まれてもゆきます。一般社団法人チーム医療フォーラムを立ち上げ、季刊誌『ツ・ナ・ガ・ル』を発刊されている秋山和宏医師が、「病院では豊かな死を見たことがない」と言われたことがきっかけとなり、白十字訪問看護ステーションのカンファレンスを見学されてゆかれたのも今年の出来事です。そこでは、亡くなったケースに対して医師や看護師、ヘルパー、ケアマネジャーを含めたメンバーが、その振り返りやグリーフケアに至る過程をディスカッションしていました。「デス・カンファレンス」と呼ばれるその様子を見て、在宅での看取りのなかで豊かな人生の物語が語られ、かかわる者たちがそこから学び取り、成長していくさまを感じていただきました（このときのことは『ツ・ナ・ガ・ル』二〇一二年夏号に掲載されています）。

NYの在宅ケア事業所でスピリチュアルカウンセラーとして活躍されている岡田圭

さんは、病気を経験することで変化した自分の状態を、「病前とはちがう特別な状態になってしまったのではなく、『新しい普通＝日常』になること」と表現されていました。そのように生活する中での延長線上に人生の終わりをとらえれば、もっともっと多くの人が、在宅看取りに積極的になれるかもしれないとも思います。

生活の延長線上にあること、普通のこと

「物語は動く」。この感覚は、父を看取り姉を看取り、そして母を看取った〝家族としての私〟と、多くの利用者さんをご家族と共に看取らせていただいた〝訪問看護師としての私〟がともに感じていることです。

動いていくその物語を一緒につづり、紡ぐことができるケアの専門職を、在宅ケアの魅力を伝えながら、日々育んでいきたいと思っています。さらに市民の方々にも、人生の幕引きをどうしたいのか考えてみることをお勧めします。超高齢社会、身近な人の死にも必ずや直面することでしょう。ご自身の身の処し方を問い直し、ともに考え、歩み、できるだけ寝たきりにならずに穏やかに老い、人生が終えられるように日頃から考えられる方々を育んでいきたいと思います。在宅ケアの現場は、このことも

可能にしていきます。

それは、「暮らしの保健室」に集う人たちを見ても明らかです。相談のために保健室に来ていた人が、いつの間にかボランティア側の一人になっています！

「一人暮らしが不安でたまらない」と語っていた人たちが、保健室に集まるうちに「もう少し、この地域で暮らせるようにしたい」と自分の生活を見直し始めています。地域社会に根差し、しっかり自分の意見を語る人がいます。その話を聞かせてもらって「勉強になりますね」とさらにフィードバックを受け取るボランティアなど、こうした展開が枚挙に暇《いとま》がありません。

在宅ケアを経験され、ご家族を看取られた人たちは、地域のまわりの人たちに在宅ケアを勧めてくれます。そうして時が過ぎるうちに、「自分の時はどんなふうに……」と、ゆっくり思いをめぐらせ始めたりもしています。

こんな在宅ケアの不思議な力を目の当たりにし、多くの訪問看護師たち、ケアの専門職が、はぐくまれていくことに期待を寄せています。

三冊目となるこの本は、月刊誌『訪問看護と介護』での連載を元に、〝退院調整の伝道師〟宇都宮宏子さんや、これからの訪問看護を担う若手代表として横山孝子さんたちとの交流なども加えて構成されました。一連の編集作業の中で、たくさんの方にお世話になりました。

ブレーンとしていつも励まし、知恵を授けてくださる村上紀美子さんは、当時ドイツ在住にもかかわらず、常にリアルタイムでご意見をメールで送っていただきました。本当に感謝しています。シリーズ第一作以来、医学書院を退職後も手伝ってくださった伊藤直子さん（現・「暮らしの保健室」ボランティア）にもお礼申し上げます。校正校閲の東尾愛子さん、表紙デザインの川崎由美子さんには、今回も大変お世話になりました。まとめ役の現役編集者の青木大祐さん、また、月刊『訪問看護と介護』編集室の皆さんには、遅筆の秋山を忍耐強く待っていただき、感謝に堪えません。その他、さまざまなつながる力に支えられ、この本が生まれました。

帯に推薦文をお願いしました野の花診療所の徳永進先生、短い中に含蓄のあるすてきな文章、先生の笑顔とともにそのお声が聞こえてきそうです。本当にありがとうございました。

在宅ケアには「不思議な力」がある。そして在宅ケアは、人と人が「つながる力」を授けてくれ、その力は、ケアの専門職のみならず広く人を「はぐくむ力」を秘めています。

在宅ケアの力を多くの方に知ってもらいたい。〝在宅元年〟と言われた二〇一二年、今だからこそ、心からそう思っています。

この思いが本書から少しでも伝わったら幸せです。

二〇一二年一一月　　秋山正子

・感情の揺れも支えられる看取りの現場でありたい（訪問看護と介護，16巻10号，854-855，2011）
・「介護保険的」に過剰に陥らないで！（訪問看護と介護，16巻11号，940-941，2011）
・あれで良かったんだよね（訪問看護と介護，16巻12号，1042-1043，2011）
・急性期看護の悩み（訪問看護と介護，16巻3号，230-231，2011）
・取り戻そう、看取りの文化（訪問看護と介護，17巻6号，520-521，2012）
・対談：少子多死社会における看護のあり方として私たちが描いている姿，そして夢（看護管理，第21巻12号，1077-1082，2011）

●初出一覧

本書に収載した内容は、下記の既発表文を加筆・修正・改題したものと新規内容で構成されています。初出は次の通りです。

- 高齢化進む団地の商店街にがん相談の「暮らしの保健室」(訪問看護と介護, 16巻8号, 682-683, 2011)
- 自分の健康を、主体的に自分で守るには(訪問看護と介護, 16巻9号, 764-765, 2011)
- 東日本大震災被災地での支援会議(訪問看護と介護, 16巻6号, 510-511, 2011)
- カエルが運んだ「つながる力」(訪問看護と介護, 17巻7号, 620-621, 2012)
- 熱中症・脱水にご注意を 「暮らしの保健室」で地域住民向けミニ講座(訪問看護と介護, 16巻9号, 763, 2011)
- 在宅移行期にこそ「生活をみる視点」を(訪問看護と介護, 17巻4号, 350-351, 2012)
- 一人暮らしの認知症を長い目で支える(訪問看護と介護, 16巻7号, 592-593, 2011)
- 「この町で暮らす」ことにこだわって(訪問看護と介護, 16巻5号, 410-411, 2011)
- 「ラジオ深夜便」を聞いて(訪問看護と介護, 17巻2号, 160-161, 2012)
- 脱水が「胃ろうへのベルトコンベア」の引き金に(訪問看護と介護, 17巻5号, 438-439, 2012)
- 「ここがいい。病院はさびしいからなあ」(訪問看護と介護, 16巻4号, 328-329, 2011)
- 生まれるに時があり、死ぬに時がある(訪問看護と介護, 17巻3号, 246-247, 2012)
- 「在宅」という言葉のもつイメージ(訪問看護と介護, 17巻1号, 70-71, 2012)

秋山正子●あきやままさこ

（株）ケアーズ代表取締役、白十字訪問看護ステーション・白十字ヘルパーステーション統括所長

秋田県生まれ。1973年聖路加看護大学卒業。日本バプテスト病院（産婦人科病棟）、大阪大学医療技術短期大学看護学科助手、日本バプテスト看護専門学校専任教員を経て、1992年より医療法人春峰会白十字訪問看護ステーションに勤務。2001年に有限会社ケアーズを設立（2006年、株式会社に商号変更）、現職に就任。新宿区を中心に訪問看護・居宅介護支援・訪問介護事業を展開。2011年7月、「暮らしの保健室」設立・室長。2015年9月、「坂町ミモザの家」開設。NPO法人maggie's tokyo共同代表として2016年10月、「マギーズ東京」開設。NPO法人白十字在宅ボランティアの会理事長、30年後の医療の姿を考える会会長、ささえる医療研究所東京支部長。ほかに、東京女子医大看護学部非常勤講師、新宿区介護保険認定審査委員（座長）、新宿区地域保健医療体制整備協議会委員、厚生労働省「チーム医療の推進に関する検討会」委員等を歴任。

2009年11月、「平成21年度社会貢献者」として表彰。2010年10月、「平成22年度東京都功労者」として表彰。2011年4月日本看護協会他より、第8回ヘルシー・ソサエティ賞。2012年11月医療の質・安全学会より「暮らしの保健室」の取り組みに対し、第6回「新しい医療のかたち」賞。2019年、第47回フローレンス・ナイチンゲール記章を授与された。
著書：『つながる・ささえる・つくりだす 在宅現場の地域包括ケア』（医学書院）、『系統看護学講座〈統合分野〉在宅看護論 第3版』（医学書院、いずれも共著）ほか。

在宅ケアのはぐくむ力
発　行　2012年12月1日　第1版第1刷©
　　　　2019年11月15日　第1版第3刷
編　集　秋山正子《あきやままさこ》
発行者　株式会社　医学書院
　　　　代表取締役　金原　俊
　　　　〒113-8719　東京都文京区本郷1-28-23
　　　　電話　03-3817-5600(社内案内)
印刷・製本　山口北州印刷

ISBN978-4-260-01710-7